写给中小学生的中医启蒙

曹红波　曹红霞 ◎ 编著

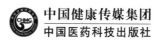

中国健康传媒集团

中国医药科技出版社

内容提要

　　本书分为文化篇、人文篇、医疗篇、养生篇四个部分，从不同角度，深入浅出地介绍了中医药相关文化、理论方法和医家事迹。全书针对中小学生的年龄和特点，图文并茂地诠释了中医药文化知识，为枯燥的中医知识增加了趣味性，适合中小学生、医学生及中医爱好者阅读。

图书在版编目（CIP）数据

　　写给中小学生的中医启蒙 / 曹红波，曹红霞编著. —北京：中国医药科技出版社，2023.6

　　ISBN 978-7-5214-3700-3

　　Ⅰ.①写… Ⅱ.①曹…②曹… Ⅲ.①中医学—青少年读物 Ⅳ.①R2-49

　　中国版本图书馆CIP数据核字（2022）第140593号

美术编辑　陈君杞
版式设计　南博文化

出版　**中国健康传媒集团**｜中国医药科技出版社
地址　北京市海淀区文慧园北路甲 22 号
邮编　100082
电话　发行：010-62227427　邮购：010-62236938
网址　www.cmstp.com
规格　880×1230mm $\frac{1}{32}$
印张　6
字数　129 千字
版次　2023 年 6 月第 1 版
印次　2023 年 6 月第 1 次印刷
印刷　北京市密东印刷有限公司
经销　全国各地新华书店
书号　ISBN 978-7-5214-3700-3
定价　35.00 元

获取新书信息、投稿、为图书纠错，请扫码联系我们。

中医药文化是中华优秀传统文化的瑰宝。中医药文化与中华优秀传统文化的紧密交融，具有远超一般经验科学的文化属性和多元价值。

丰富中小学中医药文化教育，将中医药文化教育作为国民教育的重要部分是我国正在推行的一项重要决策。在中小学推行中医药文化教育，既能让学生了解中医基本理论、掌握一些养生保健知识、提高全民的健康意识，又能传递人与自然和谐相处的理念，提升学生的人文素养、促进身心健康发展，还能让学生在潜移默化中接受传统文化的熏陶，纠正对中医的认识偏差，增强民族情怀和文化自信。

本书分为文化篇、人文篇、医疗篇、养生篇四个部分，从不同角度，深入浅出地介绍了中医药相关文化、理论方法和医家事迹，并针对中小学生的年龄特点，图文并茂地进行了诠释，从而增强了全书的趣味性，使枯燥的中医知识生动、形象地跃然于纸上，方便学生们的理解和记忆。

文化篇重点讲述了中医基础理论与中国传统文化的渊源和联系，包括"整体观念""天人合一""以人为本""以和为贵""以孝为先""阴阳五行""藏象学说"。

人文篇列举了从古至今我国历代有代表性的医家及其突出贡献和传奇事迹，包括神农、岐伯、扁鹊、张仲景、华佗、孙思邈、李时珍、张锡纯、屠呦呦。

医疗篇对中医药临床治疗疾病相关的重点知识、主要方法、重要作用都进行了全面的讲解，包括中医舌象、中医脉象、中医经络、异病同治、同病异治、冬病夏治、三因制宜、泻南补北法、釜底抽薪法、中药配伍和性味归经、剂型和煎药等。

养生篇简要列举了与中医养生理论相关的日常保健方法，包括药食同源中药、中医体质学说、饮食和生活习惯、治未病理论等。

本书在编写过程中得到了天津中医药大学和中国医药科技出版社的大力支持，感谢天津师范大学艺术学院李冬茵，天津师范大学美术和设计学院研究生陆安，天津中医药大学研究生董悦、张琳等在绘图和编辑方面给予的帮助。由于编者水平有限，书中难免有疏漏和不当之处，敬请读者指正。

编者

2023 年 1 月

目录

人 文 篇

医 疗 篇

养 生 篇

绪　论

中医学起源于中国，有着数千年的悠久历史，护佑着中华民族繁衍生息，是中华优秀传统文化的重要组成部分。

中医药的起源和发展经历了漫长的历史过程。最早可以追溯到原始社会，当时的人类食物匮乏，需要从大自然当中寻找，一些药物就在这些可食用植物中发现的。

当然，在这个过程中不可避免地会误食一些对身体有害、有毒的食物，以致发生呕吐、腹泻、昏迷，甚至死亡。

但也有在偶然吃了某些食物后，原有的呕吐、腹泻、昏迷等症状得以缓解甚至消除。于是，老祖先们在经历反复生病又治愈的过程中总结经验教训，逐渐积累了一些植物药的知识，这就是早期植物药的发现过程。

进入氏族社会后，随着弓箭的发明和使用，人类进入了以狩猎和捕鱼为重要生活来源的渔猎时代，人们在吃到较多动物的同时，也相应地发现了食用一些动物具有强健体魄、消除不适的作用，这就是早期动物药的发现。

到氏族社会后期，随着种植、饲养业的发展，更多的药物得以被人们发现，中药的知识也不断丰富，形成了早期的药物疗法。

随着社会的进步和生产力的发展，人们对于药物的认识逐渐全面，对药物的需求也与日俱增。药物的主要来源也从自然生长的野生药材发展到人工栽培和养殖药材，人们对药材的认识范围也由动植物药扩展到天然矿物药。

后来，人们发现将不同药物组合在一起可以治疗更为复杂的疾病，于是中医方剂便产生了，中医方剂的产生是中医药发展史上的一个飞跃。

与此同时，随着对药物的了解与用药经验的丰富，记录和传播这些中医药知识的方法也就由最初的"师生相承""口耳相传"，发展到用文字记载，结合当时朴素的哲学思想，经过漫长的时间发展形成了中医学独有的理论体系。

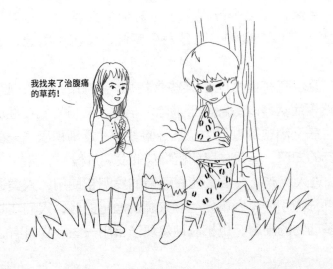

古代医家在医学实践与解剖学的基础上，以气、阴阳、五行学说作为基础理论，创立了藏象、经络、精、气、血、津、液、神等理论。古代医家书写的《黄帝内经》《伤寒杂病论》《神农本草经》《难经》这四部书籍被奉为中医理论的四大经典。

另外，民族医药与中医药同样都是中国传统医药的重要组成部分。民族药，是指中国少数民族使用的以本民族传统医药理论和实践为指导的药物，在实践中逐步发展形成具有少数民族特色的医药体系，如藏医药、蒙医药、维医药、傣医药、苗医药、彝医药等其他民族医药。

中医药和民族医药的起源都是中国劳动人民长期生活和医疗实践的结果，反映了中国劳动人民药物知识经验积累的艰苦历程，也说明了药物起源于生产劳动。中医药和民族医药互相交流，共同进步，为民族团结作出了很大的贡献。

中医药作为我国的瑰宝，需要更多的青年人去继承、去发扬，这也是本书创作的目的所在。希望这本书能帮助大家走近中医、了解中医、认识中医，让更多的学子萌发对中医的兴趣，使中医代代相传、发扬光大！

文化篇

WEN

HUA

PIAN

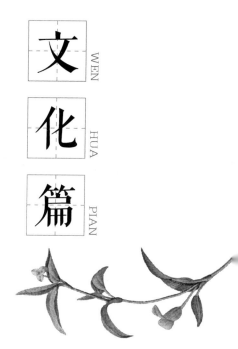

第一节　中医的整体观念

中医学认为，人与自然是一个整体，人应该主动适应自然、改造自然；人与社会也是一个整体，人会受到社会的影响，同样也会影响社会；人体自身也是一个整体，各个器官脏腑之间相互协调、相互为用。

首先，人与自然环境的整体性。自然环境包括自然气候和地理环境，古人以"天""地"称之。人在自然环境中，天地阴阳二气不断地运动变化，人的生理活动受到了天地之气的影响就会有相应的变化。比如，春温、夏热、秋凉、冬寒，自然界的生物顺应这个规律，也出现春生、夏长、秋收、冬藏，人体的生理活动也会随季节气候的变化出现相应的适应性调节。

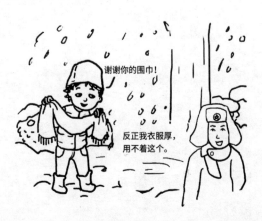

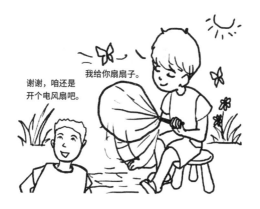

　　其次，人与社会的整体性。这是说由于人所处的社会环境和背景的不同，个人的身心功能和体质也会有差异。如果是良好的社会氛围，朋友邻里关系和谐，就有利于身心健康；而如果社会动荡，人际关系不好，人就会精神压抑，可能会生病。

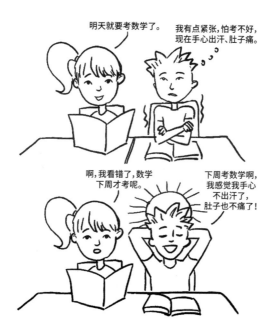

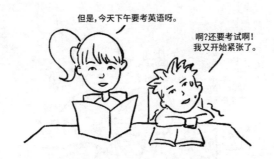

　　再次，人体自身的整体性。人体是以五脏六腑为中心密切联系的整体，五脏是指心、肝、脾、肺、肾，六腑是指胆、胃、小肠、大肠、膀胱、三焦。五脏之间相互联系，互相帮助。五脏与六腑也像衣服的里子和面子，一荣俱荣，一损俱损。五脏和六腑之间任何一个不舒服，都有可能涉及其他脏腑。

　　人体五脏六腑都有各自所属的经络，将人的四肢百骸，五官九窍，皮肉筋脉连成了一个有机的整体。因为五脏六腑就像是城市与它们之间的高速公路一样，密不可分，所以中医师在分析病情的时候，都要把五脏六腑和十二经脉联合起来，综合分析。

　　除了这些，人体还有气血津液。气血津液是由五脏六腑化生而来的，五脏六腑都依赖于它们的流动分布进行正常的生理活动。所以说如果人体的气血津液出现了病变，那必然会影响脏腑的功能活动。

　　这样一个五脏六腑，十二经脉，气血津液密切联系的人体本身，与自然界是统一的，与社会也是统一的。

第二节　中医与老子的"天人合一"思想

　　老子是先秦道家学派的创始人，其哲学思想对我国历代王朝的政治和文化都产生了深远的影响。

　　"人法地，地法天，天法道，道法自然"出自老子的《道德经》。老子认为，道既是天地万物的本体，又是万物的法则，更是人应该遵守的人生准则。在人类所能看到，所能感知到的物质中，除了人本身，还有比人更大的地，比地更大的天，比天更大的道，所以说"天人合一"，人与自然和谐才能共生。天人合一的思想是《黄帝内经》的三大医理之一，到董仲舒时见于文字。

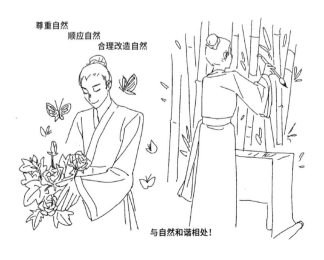

尊重自然
顺应自然
合理改造自然

与自然和谐相处！

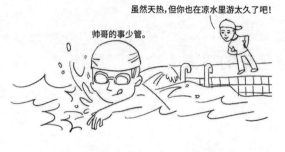

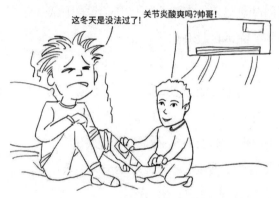

自然环境的各种变化，如寒暑交替、昼夜晨昏、地域差异等，必然会对人体产生直接或者间接的影响。

气候与人体的关系：气候是自然界阴阳二气的消长变化而产生的阶段性天气现象，如春温、夏热、秋凉、冬寒。而自然界的生物顺应这种规律，也出现春生、夏长、秋收、冬藏等变化过程，人体生理也随季节气候的规律性变化而出现相应的适应性调节。

昼夜晨昏与人体的关系：昼夜晨昏的变化，对疾病也有一定影响。清晨至中午，人身之阳气随着自然界之气的阳生阴长而渐旺，故病情转轻。午后至夜晚，人身之阳气又随自然界之气的阳杀阴藏而渐衰，故病情加重。在治疗疾病时，应充分了解气候变化的规律，根据不同季节的气候特点来考虑治疗用药，春、夏慎用温热药，秋、冬慎用寒凉药，这就是"因时制宜"。

季节与人体的关系：对于某些季节多发病，还可以"冬病夏治""夏病冬治"。如由于素体阳虚阴盛而常在冬天发病的哮喘、骨关节病等，可以在夏季滋补阳气预防治疗；若由于素体阴虚阳盛而常在夏天发病的心悸等，可以在冬季滋养阴气预防治疗，可起到事半功倍的效果。

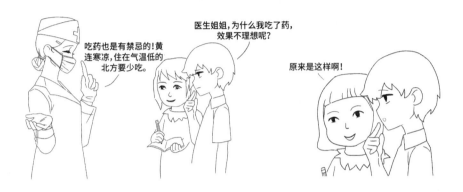

地域环境与人体的关系：人体的生理及疾病变化也受地域环境的影响，所以在养生防治疾病中，要根据地理环境的不同，采用适宜的防病治病的原则和方法，这就是"因地制宜"。中国的地理特点是西北地势高而东南地势低，西北偏于寒凉、干燥而东南偏于温热、湿润，所以医生在西北地区开药时少用寒凉之药而在东南地区开药时慎用辛热之品。

子午流注是中医圣贤发现的一种规律。子午，即时间变化。流注，即十二经脉气

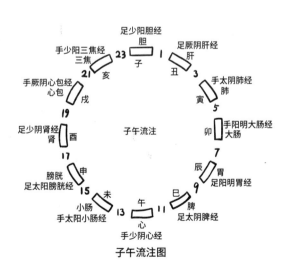

子午流注图

血运行的过程，以及气血在十二经脉的井、荥、输、经、合等特定腧穴上所呈现的气血盛衰情况，由于年、月、日、时等时间的变化而有所不同，因此，中医认为人体中的十二条经脉对应着每日的十二个时辰，由于时辰在变，不同经脉中的气血在不同的时辰也有盛有衰。把人的脏腑在十二个时辰中的盛衰联系起来看，环环相扣，十分有序。可见人体十二经脉的子午流注图。

根据"子午流注"原理，给大家提供一个子午流注与健康养生关系表，如表1所示。

表1　子午流注与健康养生关系表

时辰	对应时间	十二经络	健康养生
子时	23：00–1：00	胆经	人体的生发之机，这时胆在值班，我们要好好睡觉，养胆气，否则就会出现口苦、恶心、腹泻等症状
丑时	1：00–3：00	肝经	肝在值班，这时如果没有休息，就会伤及肝血，出现头痛、眩晕、抑郁、易怒等症状
寅时	3：00–5：00	肺经	深度睡眠的时间，这时是肺在值班，如果不养好肺，就会出现咳嗽、痰多、气喘甚至哮喘等症状
卯时	5：00–7：00	大肠经	大肠主管全身津血，应该养成在此时大便的好习惯
辰时	7：00–9：00	胃经	胃在主事，该吃早饭了，不要因为睡懒觉，赶时间，不吃早饭，胃养不好，就会出现胃胀胃痛、呃逆、呕吐等症状
巳时	9：00–11：00	脾经	脾在主事，如果没吃早饭，这时脾就会空运化，长期下去，脾会受伤，消化功能就会减弱
午时	11：00–13：00	心经	心在主事，这时应该小睡片刻，让心宁静一会，为下午的工作学习蓄养精神

续表

时辰	对应时间	十二经络	健康养生
未时	13：00–15：00	小肠经	小肠主事，开始吸收我们午餐中食物的精华，形成气血津液去滋养我们全身
申时	15：00–17：00	膀胱经	膀胱来值班了，这时全身气化功能最强，是一天中最好的学习和工作时间
酉时	17：00–19：00	肾经	肾脏接班，它要发挥收藏的功能了，把一天所消化和吸收的东西都储藏起来
戌时	19：00–21：00	心包经	太阳落山，万物朦胧，大家不要剧烈运动，可以安静地看看书，听听音乐，安心定神
亥时	21：00–23：00	三焦经	夜色已深，需要停止活动，安静入睡吧

学会子午流注图，按照养生表养生，五脏六腑开心了，身体自然就健康了。

根据人体气血随自然界阴阳二气的盛衰而有相应变化且有规律地循行于经脉之中的思路，我们古代医家创立了"子午流注针法"。

子午流注针法是中医针灸以"人与天地相应"的观点为理论基础，认为人体功能活动、病理变化受自然界气候变化、时间等影响而呈现一定的规律。根据这种规律，选择适当时间治疗疾病，可以获得较好疗效。因此提出"因时施治""按时针灸""按时给药"等治疗方法。

子午流注针法就是辨证循经、按时针灸取穴的一种具体操作方法，它是依据经脉气血受自然界影响有时盛、有时衰的一定规律制定的。其含义就是说人身之气血周流出入皆有定时，运用"子午流注"方法可以推算出什么疾病应当在什么时辰取什么穴位进行治疗。

第三节　中医与"以人为本"的思想

　　在《论语》中有记载："厩焚。子退朝，曰：'伤人乎？'不问马。"这一句话的意思是马棚被火烧掉了。孔子退朝回来，只是说："伤人了吗？"而不问马的情况怎么样。这就是儒家"以人为本"的思想。

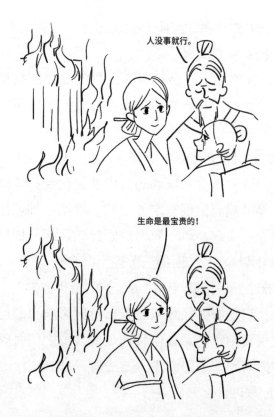

儒家思想，是先秦诸子百家学说之一。儒家思想也称为儒教或儒学，由孔子创立，它是中国传统文化的主流，影响深远。儒家学派对中国，东亚乃至全世界都产生过影响。

《黄帝内经》中指出："天覆地载，万物悉备，莫贵于人。"唐代孙思邈在《备急千金要方》中强调"人命自贵，有贵千金"。正是在这种普度众生，济世救人的思想影响下，相继诞生了《普济方》《济生方》等医学著作，这些书名体现了我们古代医学家对百姓健康生活的期盼和关注。在当今中国也是有"没有健康就没有全面小康"的"健康中国"战略思想。我们应该学习这种仁爱情怀，建设"健康中国"。

明代杰出医学家张景岳说"医之为道，性命判于呼吸，祸福决自指端，诚不可猜摸尝试，以误生灵"，他告诉我们，作为医生就一定要对生命给予高度尊重和珍惜，绝对不能草率行事。中医治病，重视调整人体的整体平衡，同时改善局部症状，这不仅仅是针对病邪，更是关注了每个患者的个体情况。

"以人为本"的思想指导着中医辨方用药。比如，中药方剂导赤散，共由四味药组成，分别是生地黄，木通，竹叶，生甘草梢。导赤散主要治疗心烦，口渴，想喝冷饮，口舌生疮，或小便时会有疼痛感等症状。导赤散出自宋代儿科医家钱乙的著作《小儿药证直诀》，是专门给小朋友设立的药方，但是大人们有时也会出现这些病证，怎么办呢？医家们就根据成人和小孩年龄体质的不同，症状轻重的不同，随时调整生地黄和木通两味药的用量，在"变"中求"精"，这样导赤散这个方子就能为更多的人治疗疾病了。

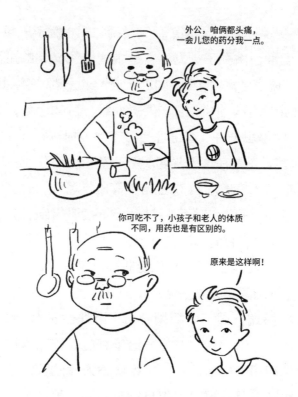

"以人为本"思想指导着中医的用药方法，包括药物的服用时间、服用方法、服药后的调护，都是因人而异，不能千篇一律。患者病在胸膈以上的，要饭后吃药；病在心腹以下的，要饭前吃药；补益药和泻下药要空腹服；安神药要临睡前吃。有些方剂服药时间还特别特殊，比如十枣汤要在清晨五六点钟空腹服，鸡鸣散要在五更时服用。服药方法也因人、因病而异。一般是一日一剂，分2~3次温服，但根据病情需要，可一日服一次，或者一日服几次，或者像喝茶一样一点点喝，甚至可以一日连服2剂。此外，如果治疗热证可冷服药物，如果治疗寒证可热服药物。对那些吃中药就恶心呕吐的患者，可以先饮少量生姜水。服药后的调护也很重要，关系着药效的发挥和患者的康复。

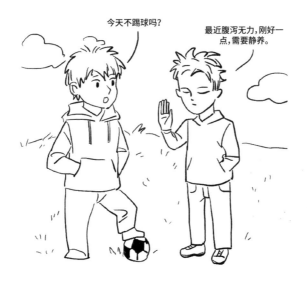

比如，桂枝汤的经方后就注明："啜热稀粥一升余，以助药力。温覆令一时许，遍身漐漐，微似有汗者益佳，不可令如水流漓，病必不除。"就是说，在服完桂枝汤这个方剂后，要喝一大碗热粥，然后盖好被子，让患者身上微微出一点汗就好，不要让患者大汗淋漓，那样反倒对患者不好。

又比如，小柴胡汤的经方后注明："有呕恶感觉的患者服药时，可以加入生姜、陈皮；有口渴感觉的患者服药时可以去掉半夏加入天花粉；有咳嗽症状的患者服药时去掉人参、大枣、生姜加入五味子和干姜，等等。"

诸如此类，充分体现了中医治病时因人而异，因病而异，以人为本的理论思想，也正是这样的思想，使中医文化传承不息历久弥新。

第四节　中医与孔子的"以和为贵"思想

孔子在《论语》中说："礼之用，和为贵，先王之道，斯为美。"我们中国人自古崇尚"以和为贵""和气生财""家和万事兴"。

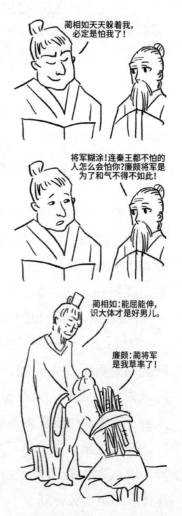

和能兴国。战国时，赵国有廉颇和蔺相如两个大官，蔺相如两次出使秦国，凭借他的智勇双全使赵国不受屈辱，为赵国立了大功。赵王因此十分信任蔺相如，拜他为上卿，地位在大将军廉颇之上。廉颇不服气，就对自己的手下说："我是赵国的大将，立了多少汗马功劳！蔺相如有什么了不起，倒爬到我头上来了？哼！我见到他，一定要羞辱他。"这话传到蔺相如耳朵里，蔺相如就装病不去上朝，尽量避免和廉颇接触。一天，蔺相如带着手下乘车出行，老远就看见廉颇的车马迎面而来，他赶紧叫手下把车赶进小巷里躲一躲，让廉颇的车马先过去。蔺相如对他的手下说："天下的诸侯都怕秦王，强大的秦国之所以不敢来侵犯赵国，就是因为赵国有我和廉将军在，要是我们两人不和，让秦国知道了，就会趁机来侵犯我们。因此，我宁愿忍让廉颇点。"后来有人把这件事说给廉颇听，廉颇感到十分惭愧，他就光着上身背着荆鞭，到蔺相如家负荆请罪。从这以后，两人就成了知心朋友。他们一文一武，齐心合力，协助赵王。

俗话说家和万事兴。如果一个家庭里，父母兄弟姐妹相亲相爱，那这个家也会很兴旺。

同样，每个人的身体里也要"和"。中医理论中讲，人体要阴阳自和，这个阴阳自和的概念，也是脱胎于中国古代哲学中"以和为贵"的基本观念。如果阴阳的动态平衡遭到破坏，又失去了自和的能力，人体则由生理状态变为疾病状态，甚至死亡。

中医中有一个方剂，可以治疗因为生气，长期情绪不佳而导致的头痛目眩，不想吃饭，口燥咽干，全身没劲，严重的还胸闷

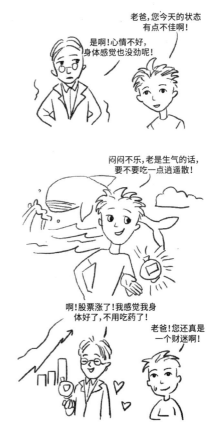

老爸,您今天的状态有点不佳啊!

是啊!心情不好,身体感觉也没劲呢!

闷闷不乐,老是生气的话,要不要吃一点逍遥散!

啊!股票涨了!我感觉我身体好了,不用吃药了!

老爸!您还真是一个财迷啊!

胁痛、乳房胀痛。中医老祖先们给这个方剂取名为"逍遥散"。取自庄子的《逍遥游》:"北冥有鱼,其名为鲲。鲲之大,不知其几千里也;化而为鸟,其名为鹏……若夫乘天地之正,而御六气之辩,以游无穷者,彼且恶乎待哉?故曰:至人无己,神人无功,圣人无名。"庄子是想告诉我们,道德修养最高的人能顺应自然,忘掉自己,修养达到神化不测境界的人无意于求功,有道德学问的圣人无意于求名。明白了这个道理,就会心胸宽广,海纳百川,就会明白以和为贵,就会快乐逍遥。

在中药中有一位"和平大使",它叫甘草。很多中药处方中都会有它的身影,它和缓味甜,能和各种性味的药物同用,缓和不同药物的烈性和毒性,有调和百药之功,所以大家亲切地叫它"国老"。是不是很有趣?

啊!甘草你过来帮帮忙啊!

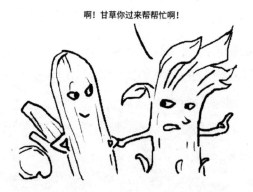

第五节 中医与孝道

　　孔子曰:"孝悌也者,其为仁之本也。""孝"是中华民族的传统美德,在儒家思想中尤为重要。孔子认为"孝为仁本也",也就是说孝是一个人所有德行的根本。在我国古代流传着很多关于"孝"的故事,最为著名的是元代著名文学家郭居敬编录的《二十四孝》。这是从不同角度,在不同环境中收录古代24个孝子故事形成的故事集,又以"汉文帝亲尝汤药"这个故事最为著名。

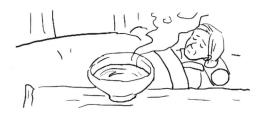

汉文帝:就算是有了天下,母后也只有一个,母后快点好起来吧。

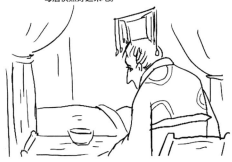

　　公元前202年，刘邦建立了西汉政权，刘邦的四儿子刘恒，即后来的汉文帝，是一个有名的大孝子。刘恒对他的母亲非常孝顺，从来也不怠慢。有一次，他的母亲患了重病，这可急坏了刘恒。他母亲一病就是三年，卧床不起。刘恒亲自为母亲煎中药，并且日夜守护在母亲的床边，看到母亲睡着了才趴在母亲床边睡一会儿。每次煎完中药，他都是自己先尝一尝，看看药苦不苦、烫不烫，自己觉得差不多了才给母亲喝。刘恒孝顺母亲的事在朝野中广为流传，人人都称赞他是一个仁孝之子。

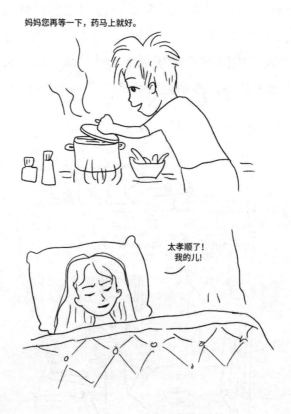

　　中医有一名方，叫作"三子养亲汤"，它是由白芥子、紫苏子、莱菔子三味药组成的，是治疗痰壅气逆食滞证的一首方剂。痰壅气逆食滞证的主要表现为咳嗽喘息、痰多胸闷、不想吃饭、吃了饭以后很难消化。这剂汤药在煎之前要把这三味药洗净，稍微炒一下，再打碎，三个药主治不同症状，白芥子可以温肺化痰、利气畅膈，紫苏子可以降气消痰，莱菔子可以消食导滞，医生要根据患者各个症状的轻重，决定这三味药谁的药量最多。大家想想，这么复杂的煎药过程，已经生病的老人能自己完成吗？不能。需要有孝顺的孩子帮助老人煎药才可以呀。

第六节　中医与阴阳学说

阴阳五行学说本质上属于中国古代哲学理论的范畴。

"阴阳"的概念起源于远古时期人类对自身及自然现象的观察，特别是对自身生活、生产影响最大的太阳、月亮等明暗交替的天象观察，由此形成阴阳最初的含义，也就是向着太阳为"阳"，背着太阳为"阴"。随着对自然现象的认识不断加深，阴阳的含义也逐渐引申。如天为阳、地为阴；上为阳、下为阴；明为阳、暗为阴；寒为阳、热为阴；动为阳、静为阴等。在《周易》中更是把自然和社会中具有对立关系的事物和现象都赋予了阴阳的属性。如火为阳、水为阴，男为阳、女为阴等，阴阳成为对立统一的哲学范畴。

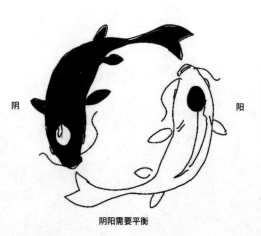

阴　　　　　阳

阴阳需要平衡

阴阳是对立统一、相互依存、相互消长同时也是协调稳定的。在自然界中，从冬至春及夏，寒气渐减，温热渐增，气候则由寒逐渐变温、变热，这是"阴消阳长"的过程；由夏至秋及冬，热气渐消，寒气日增，气候则由热逐渐变凉、变寒，这是"阳消阴长"的过程。这种正常的阴阳消长，反映了四季气候变化的一般规律。

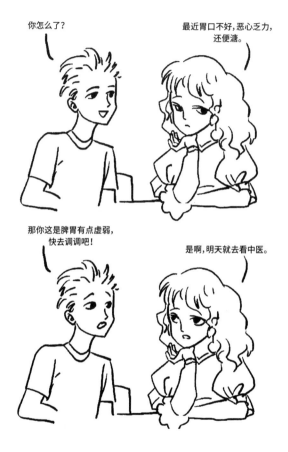

到春秋战国时期，阴阳学说逐渐发展成哲学思想，正是在这一时期，阴阳观念应用到了医学领域。中医学开始以阴阳对立、互根、消长、转化以及自和规律，认识和解释生命、健康和疾病。

中医学认为，气是世界的本原物质。根据阴阳学说，气可分为阴气和阳气。中医学把对人体具有温煦推动作用的气称之为阳气，把对人体具有营养凉润作用的气称为阴气。气的运动是生命运动的根本规律。

就人体部位来说，中医学认为，人体的上半身属阳、下半身属阴，体表属阳、体内属阴，体表的背部属阳、腹部属阴，四肢外侧属阳、内侧属阴。按脏腑功能特点分阴阳，心、肺、脾、肝、肾五脏为阴，胆、胃、大肠、小肠、膀胱、三焦六腑为阳。五脏之中，心、肺为阳，肝、脾、肾为阴；心肺之中，心为阳，肺为阴；肝脾肾之间，肝为阳，脾、肾为阴。而且每一脏之中又有阴阳之分，如心有心阴、心阳，肾有肾阴、肾阳，胃有胃阴、胃阳等。

中医学应用阴阳学说分析人体健康和疾病，提出了维持人体阴阳平衡的理论。阴阳均平谓之平人。机体阴阳平衡标志着健康，健康包括机体内部以及机体与外部环境之间的阴阳平衡。人体的正常生命活动，是阴阳两个方面保持着对立统一的协调关系，使阴阳处于动态平衡状态的结果。

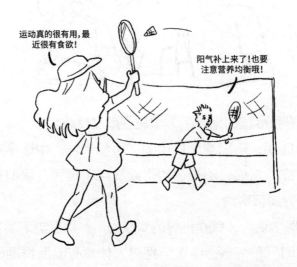

人体中任何一种阴阳的平衡被破坏都会导致疾病的发生，甚至危及生命。如脾气（阳）虚弱的人，多表现为长期不想吃饭，脾胃为后天之本，气血生化之源，脾气（阳）虚弱，化源不足，会导致阴（血）亏损，这是阳损及阴导致的气血两虚证。

人的身体，包括五脏六腑、气血津液都属阴，而人身体的运动功能属阳。比如去打球了、去游泳了等都是阳气的升发作用。物质是生命的基础，运动功能是生命的主要标志。物质是功能的基础，运动功能则是物质的反映。脏腑功能活动健全，就会不断地促进营养物质的化生，而营养物质的充足，才能保护脏腑功能活动的平衡。这一阴一阳无时无刻不在互相转化，互相增长，互相消减。只有阴阳平衡，人体才能健康。

第七节　中医与五行学说

　　我们的祖先要饮食，就必须要用到水与火；要建造房屋和家具，就少不了用到木材和金属。由于祖先生长在土地上，自然吃的、穿的、住的都离不开土地。他们在长期的生活和生产实践中认识到木、火、土、金、水是自然界必不可少的最基本物质，由此引申出世间一切事物都是由木、火、土、金、水这五种物质之间的运动变化而生成的，而且还发现，这五种物质之间存在着相互增长、相互制约的关系，在不断的相生相克中维持着动态的平衡。它反映的是唯物主义的自然观和辩证法思想。

　　"五行"一词，最早见于春秋时期的《尚书》。"五"指宇宙本原之气分化为构成宇宙万物的木、火、土、金、水的具体物质属性；"行"，指它们的运动变化。"五行"在《尚书》中的记载标志着"五行"哲学概念的形成，标志着此时的木、火、土、金、水已经不是指这五种物质，而是抽象概括成了五种属性。

　　那木、火、土、金、水分别具有什么样的属性呢？《尚书》中概括为："木曰曲直、火曰炎上、土曰稼穑、金曰从革、水曰润下。""木曰曲直"，这是指树木枝条具有生长、生发、柔和、能屈能伸的特性，进而引申为凡是具有生长、升发、条达、舒畅等类似性质或者作用的事物和现象，都归属于木。"火曰炎上"，是指火具有炎热，上升，光明的特性，进而引申为凡是具有炎热、升腾、光明等类似性质或者作用的事物和现象，归属于火。"土曰稼穑"，稼穑泛指人类种植和收获谷物的农事活动，引申为凡是具有承载、受纳、生化等类似性质或者作用的事物和现象，归属于土。"金曰从革"，从革指金器有顺从变革，刚柔相济之性，引申为具有沉降、肃杀、收敛、变革等类似性质或者作用的事物和现象，归属于金。"水曰润下"，润下指水具有滋润、下行的特性，引申为具有滋润、下行、闭藏等类似性质或者作用的事物和现象，归属于水。

这五种特性可以运用到万事万物之中，当然也包括人。人的五脏六腑、人的五官、人在生理和病理时，都有木、火、土、金、水的属性存在。下表2就是事物属性五行系统归类表。

表2　事物属性五行系统归类表

自然界							五行	人体						
五音	五味	五色	五化	五气	五方	五季		五脏	五腑	五官	五体	五志	五液	五脉
角	酸	青	生	风	东	春	木	肝	胆	目	筋	怒	泪	弦
徵	苦	赤	长	暑	南	夏	火	心	小肠	舌	脉	喜	汗	洪
宫	甘	黄	化	湿	中	长夏	土	脾	胃	口	肉	思	涎	缓
商	辛	白	收	燥	西	秋	金	肺	大肠	鼻	皮毛	悲	涕	浮
羽	咸	黑	藏	寒	北	冬	水	肾	膀胱	耳	骨	恐	唾	沉

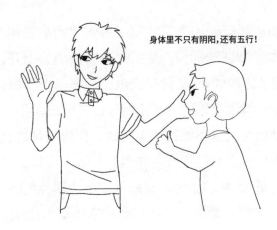

身体里不只有阴阳,还有五行!

比如五脏,肝在五脏中主情绪,肝喜调达而恶抑郁,情绪的通畅就和树枝枝条通达一样,如果情绪不通畅,就容易得肝病,所以,肝属木;心是五脏之主,而在五行中,火这种物质可以产生光明和能量,这与心在人体中的作用相似,所以,心主火;脾的作用,就如同土地孕育万物一般,人体摄入的食物,必须经过脾的运化,才能将吃的东西转化成气血精华,营养我们的身体,所以,脾属土;在历史发展过程中,"金"一直伴随着人类,这里的金不是指金子,而是指在生活中捕猎和战场中用的金属器械,肺主呼吸,一呼一吸的气流冲击声门,会发出声音,和这个"金"的特点相似,所以肺属金;肾脏能够主持和调节人体的水液代谢,所以肾主水。

要理解五行学说,需要秉持"取类比象"的思维模式,把天、地、人放到立体空间中去思考,看它们的内在共同点。

五行元素不是孤立存在的,它们之间存在相生、相克、相乘、相侮的关系。那么木、火、土、金、水是谁生谁，又是谁克谁呢？给大家画个图方便理解吧。

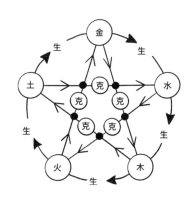

相生，是指一行对另一行具有滋生、促进、助长的作用。这种理论在生活中可以说随处可见，比如我们给植物浇水，可以促进它的生长即"水生木"，而木材可以加剧火的燃烧即"木生火"。通过社会生活中的实践活动，人们总结发现了五行"相生"的规律是木生火、火生土、土生金、金生水、水生木。

相克，是指一行对另一行有制约、克制的作用。比如水可以灭火，即"水克火"；火可以熔化金，即"火克金"；金属的刀能砍断木头，即"金克木"。五行相克的规律是木克土、土克水、水克火、火克金、金克木。

生活中当木头燃烧的时候就生起了火；被火烧的物质最后变成灰土；在土中我们可以提炼到金属物质；金属熔化后就变成了像水一样的液体；水则是植物生长必不可少的物质，这就是相生的五行理论。植物（木）可以破土而生长，土可以挡住河流（水），水则能灭了火，火能熔化金属，金属刀具可以伐木，这就

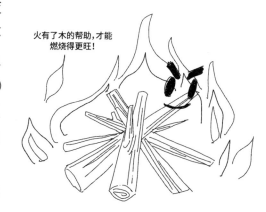

火有了木的帮助，才能燃烧得更旺！

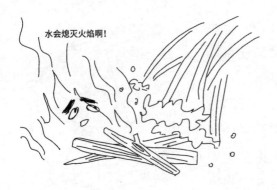

水会熄灭火焰啊!

是相克的理论。

"相乘",是指在"五行相克"顺序的发展过程中,五行之间克制太过了,有种趁机侵袭的意思。

"相侮",就是说与五行相克顺序相反的克制,即"逆克",也就是反过来欺侮的意思。

比如说,原来的规律是木克土,土克水。当土特别旺盛的时候,就会乘水,也就是过度克制水;同时,土还会反过来侮木、克制木,土克木即逆克。在现实生活中,如果土质过硬,就可以挡住河水的流动,让河水分流或者拦住河水不让它流动,过度地限制水的流动,这就是"相乘"。同时,土质过硬,就不适合植物的生长,这就是"相侮"。

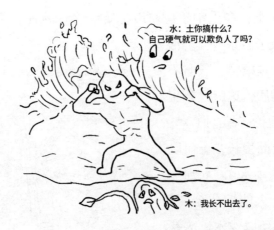

水:土你搞什么?
自己硬气就可以欺负人了吗?

木:我长不出去了。

中医经典著作《难经》中将相生关系比喻为母子关系，"生我"者为我母，"我生"者为我子。如果这种母子关系发生异常，就会母病及子，子病及母。将这种关系和代表木、火、土、金、水的五脏六腑分别联系起来，就能明白不同疾病发生的理论机制。比如，如果肾水不足，不能涵养肝木，导致肝阴不足，这是母病及子。又比如，心血不足累及肝血亏虚，这是子病及母。同时，根据这些机制，也就有了中医的治疗原则。比如由相生之法"虚补其母，实泻其子"而衍生出的"滋水涵木""益火补土""培土生金""金水相生"；由相克之法"抑强扶弱"衍生出的"抑木扶土""培土制水""左金平木"。这里的木、火、土、金、水分别代表人体的肝、心、脾、肺、肾。

在生活中，因为生气懊恼，导致肝气郁结，影响脾胃的运化功能而出现胸胁苦满、脘腹胀痛、泛酸、泄泻等表现时，称为"木旺乘土"；反之，先有脾胃虚弱，不能耐受肝气的克伐，而出现头晕乏力、不想吃饭、嗳气、胸胁胀满等表现时，称为"土虚木乘"。又比如肺金本能克制肝木，由于暴怒太过，肺金无力制约肝木，反而被肝火反向克制，而出现急躁易怒、面红耳赤，甚至咯血等表现，称为"木火刑金"。而脾土太过虚弱，不能制约肾水，脾土被侮，出现全身水肿，称为"土虚水侮"。

根据五行相生相克、相乘相侮，古代医家制定了一些很有针对性的治疗原则，比如"培土生金法""滋水涵木法""补火生土法""金水相生法""扶土抑木法""培土制水法""补北泻南法""佐金平木法"等。

第八节　中医的藏象学说

藏象学说是中医理论体系的核心内容。"藏"，是指藏于体内的五脏六腑和奇恒之腑。五脏包括心、肝、脾、肺、肾。六腑包括胆、胃、小肠、大肠、膀胱、三焦。奇恒之腑包括脑、髓、骨、脉、胆、女子胞。

中医藏象学说的特点是在不破坏人体正常生命活动的前提下，司外揣内，通过对外在综合表征的观察和归纳，系统探索人体生命活动或疾病发展的规律，并通过药物疗效的反证或者反推，从而客观地认识到人体与脏腑、脏腑与脏腑，脏腑与功能之间的复杂联系。

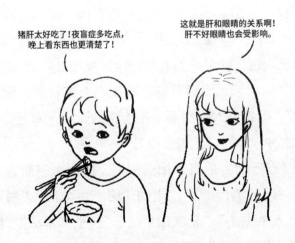

　　比如，经过历代医家长期的探索和实践，总结出五脏和六腑的一些共同生理特点。五脏共同的生理特点是化生和贮藏精气，精气盈满而不能被水谷所充实，所以说"满而不实"；六腑共同的生理特点则是受盛和传化水谷，水谷能充实其中，但又不能受精气的盈满，所以说"实而不满"。

　　又比如，在长期的医疗实践中，古代医家们通过许多病理征象反推脏腑的生理特点。在已知肺主呼吸的基础上，发现人的体表受寒会出现鼻塞、咳嗽等症状，进而推断出"肺主皮毛""在窍为鼻"。经常食用动物肝脏可治夜盲，于是就有了"肝在窍为目"的理论。

　　这些关于脏腑功能的零散经验是如何变成一种学说的呢？

　　藏象学说是在阴阳学说、五行学说的指导下形成的。脏属阴，腑为阳，脏腑互为表里。五行归属于五脏，五脏具有五行的特性，且受五行生化制约，都处于动态平衡的状态。

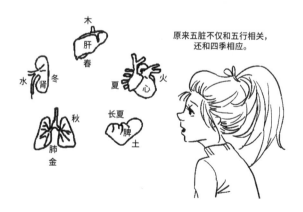

原来五脏不仅和五行相关，还和四季相应。

　　具体来讲，心在五行属火，藏神，主血脉、主神明，其华在面，在志为喜，在体合脉，在窍为舌，在液为汗，应夏季；肺在五行属金，藏魄，主气司呼吸、主通调水道、朝百脉，其华在毛，在志为忧，在体合皮，在窍为鼻，在液为涕，应秋季；脾在五行属土，藏意，主运化、主统血，主四肢，其华在唇，在志为思，在体合肉，在窍为口，在液为涎，应长夏；肝在五行属木，藏魂，主疏泄、主藏血，其华在爪，在志为怒，在体合筋，在窍为目，在液为泪，应春季；肾在五行属水，藏志，主藏精、主水、主纳气，其华在发，在志为恐，在体合骨，肾在窍为耳及二阴，在液为唾，应冬季。

关于六腑，胆贮藏和排泄胆汁，主决断；胃受纳水谷和腐熟水谷，主和降；小肠受盛化物和泌别清浊，主液；大肠传导糟粕，主津；膀胱贮藏和排泄尿液，主气化；三焦通行津液和元气，主决渎水道。

关于奇恒之腑，脑主宰生命运动、精神活动、感觉运动；髓主充养脑髓，主滋养骨骼、化生血液；女子胞主持月经、孕育胎儿。

人体五脏之间有什么关系呢？

心与肺：心主血，肺主气，心与肺的关系主要体现为气与血的关系。若心气不足，行血无力，心脉瘀阻，最终导致肺气壅滞，气失宣降，临床表现为咳嗽喘促、胸闷气短等症状；若肺气不足，则血运行无力，表现为心悸心慌、胸闷气短等症状。

心与脾：心主血脉，脾主运化，心与脾的关系主要表现在血液生成与运行方面的相互为用。若脾失健运，化源不足，导致血虚而心失所养，临床表现为眩晕、心悸、失眠多梦、体倦乏力等症状；若心气不足，行血无力，血行失常，则会气虚血瘀，或者因气不摄血而出血等症状。

心与肝：心主血藏神，肝藏血藏魂，心与肝的关系主要表现在血液运行和精神情志两个方面。心血不足与肝血亏虚相互影响，导致心肝血虚，可见头晕目眩，心悸失眠等症状。从五行学说来讲，心与肝为母子关系，母子相依，相互影响，临床可见心烦易怒或狂躁妄动等症状。

肺与脾：肺为主气之枢而通调水道，脾为生气之源而运化水谷津液，肺与脾的关系主要表现在气的生成与津液代谢两个方面。在五行学说中，脾肺为母子关系，肺气虚则累及脾，是"子病犯母"，脾气虚影响到肺，是"母病及子"。肺脾两脏协调配合，相互为用，是津液正常输布与排泄的重要环节。

肺与肝：肺属金，肝属木，肺与肝的关系主要表现在五行相克方面。若肝郁化火，木火刑金，肝火犯肺，则出现咳嗽、胸痛等症状；若肺的气阴不足，失于清肃，金虚木侮，可见咳嗽、气短、胸痛等症状。

肺与肾：肺肾关系主要表现在水液代谢，呼吸运动，以及阴阳转化方面。肺为水之上源，肾为主水之脏，肺的行水功能有赖于肾的推动，肾的调节水液功能有赖于肺的肃降作用；肺主气司呼吸，肾藏精主纳气，人体的呼吸运动需要肾的纳气功能与肺的肃降功能协调。金为水之母，肾阴为诸阴之本，若肾阴充盛，则肺阴充足，若肺阴不足，则肾阴必伤，二者可互为因果。

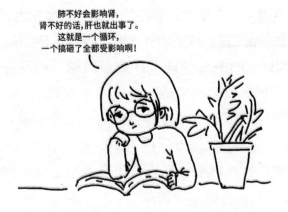

　　肝与脾：肝与脾的关系主要体现在消化和血液两个方面。肝主疏泄，助脾之饮食消化，"木能疏土而脾滞以行"（《医砭·五脏生克说》）。"脾土为万物所归，脾气健运，则肝得以养，肝之疏泄功能正常，肝为木气，全赖土以滋培，水以灌溉"（《医宗金鉴·删补名医方论》）。肝藏血，脾生血统血。脾的生血功能依赖于肝之疏泄，而肝藏血之功能，又赖脾之化生，所以肝脾相互协作，共同维持血液的生成和运行。

　　肝与肾："肝肾同源"，指肝血与肾精相互滋生。肾主收藏，肝主疏泄，收放结合，相互协调，肝肾阴阳，互制互用。若肾阴不足，则"水不涵木"，影响肝的疏泄功能；若肾阳虚衰，则累及肝阳，可能会出现腹部冷痛等症状。

　　脾与肾："肾为先天之本，脾为后天之本"，二者相互滋生。若脾虚，则后天之精不足，不能充养先天，从而出现生长发育迟缓或者早衰；若肾阳不足，脾的运化也会失常，后天之本不固，则会出现四肢冰冷，腹部冷痛，经常腹泻等症状。

人体六腑之间是什么关系？

六腑以通为用，六腑的主要功能是相互协调，使饮食向下传导。饮食入胃，经过胃的腐熟，下传到小肠，在胆汁的参与下，泌别清浊，水谷精微由脾转输到全身，代谢后的水液经过三焦渗入膀胱，变成尿液排出体外，代谢后的食物残渣下传于大肠，变成粪便，这些生理功能都有赖于胃气下降和大肠传导功能。

脏腑之间有何关系呢？

脏腑之间是阴阳表里配合的关系，脏属阴主里，腑属阳主表。一脏一腑，一阴一阳，一里一表，相互配合。具体来讲，心与小肠相表里，肺与大肠相表里，脾与胃相表里，肝与胆相表里，肾与膀胱相表里。它们的关系可不是医家们凭空想象出来的，而是根据经脉循行络属、生理制约配合、病理互相影响，归纳总结得出来的。

当然，藏象学说所表达的关于人体五脏六腑之间复杂又清晰明了的生理、病理知识，除了来源于古代医家们长期的观察和实践，也结合了早期的人体解剖学知识。早在《黄帝内经》中就已经对人体解剖有了记载，这就是中医传承的伟大之处。

人 REN

文 WEN

篇 PIAN

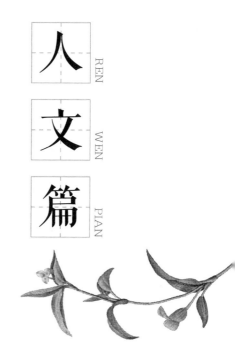

第一节　神农尝百草

传说中，神农是上古时期姜姓部落的首领，因为懂得用火而得到王位，所以被称为炎帝。传说炎帝牛首人身，神通广大，他不仅发明了农具，教会部落人民播种粮食、饲养牲畜，还领导部落人民制造了陶器和炊具，教会部落人民纺织衣服，因此，炎帝也被先民尊称为神农大帝。炎帝被尊为中华民族的人文始祖。

神农率领先民们战胜了饥荒，脱离了饥寒交迫的生活，但是疾病仍是先民们的一大敌人。先民们得了病，都是硬撑着，撑不下去就只能面临死亡，所以寿命很短。因此，神农决定口尝身试药物为部落人民寻药治病。

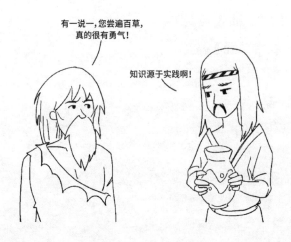

神农钻树林、爬山坡，采摘各种草根、树皮、种子、果实，同时他还捕捉各种飞禽走兽、鱼鳖虾虫，亲口试吃。有时候吃了一种东西会突然晕倒，或者突然腹痛、腹泻等，他就又试

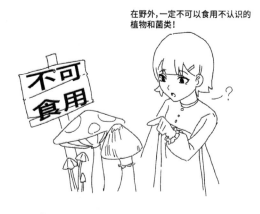

在野外，一定不可以食用不认识的植物和菌类！

着找其他虫、草、花儿吃，竟然意外地变好了。传说中有一天他遇到过七十种剧毒，但都被神奇地化解了。

白天，他领着先民们到山上尝试百草，晚上，他教先民们生火，他就着火的光亮开始记载哪些东西是可以用来充饥的，哪些东西是可以用来当药的，并把药味分为酸、苦、甘、辛、咸，药性分为寒、温、凉、热，这也就是中药的"四气五味"。他一共记载了三百六十五种中药。这三百六十五种中药，经过代代口耳相传，到东汉时期被整理成书，叫作《神农本草经》。《神农本草经》是中医药药物学理论发展的源头，它记载了三百六十五种药物的功效及主治疾病，多数真实可靠，至今仍是临床常用药。

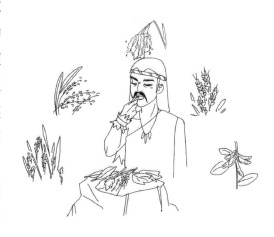

神农尝药行遍三湘四水。有一年，他带领臣

民走进了一个峡谷，来到一座大山脚下，看着山上郁郁葱葱的植物，神农很想上山，可是悬崖峭壁，怎么才能上去呢？他灵机一动，教先民们砍树木、割藤条，靠着山崖搭架子，整整搭了一年，终于到了山顶。从一个山头到另一个山头，他尝试各种植物，用了多长时间，自己都记不清了。等他们要下山了，放眼望去，原来搭的木架都落地生根，已经长成了一片茫茫林海。为了纪念神农尝百草，造福人间，老百姓就把这一片茫茫林海取名为"神农架"。神农架位于湖北省西部，是一个非常神秘而美丽的地方。

神农最终因为尝了断肠草而死，但《神农本草经》却千古流传，成为中药学的瑰宝。

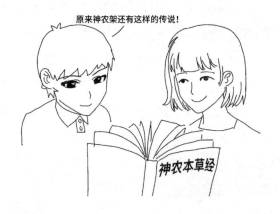

第二节　岐伯与岐黄之术

上古时期，有一小儿，他喜欢观察日月星辰、风土寒暑、山川草木等自然界的事物和现象，还懂音乐、会做乐器、测量日影，多才多艺，才智过人。在那个时期，人们对自然科学了解很少，面对各种疾病不得不祈求神灵的帮助，因此，巫医

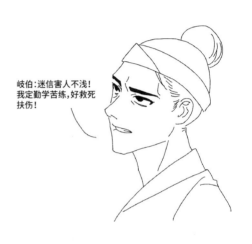

岐伯：迷信害人不浅！我定勤学苦练，好救死扶伤！

在当时具有很高的地位，那是巫术盛行的阶段。但是，巫术又怎么可能真正祛除疾病呢？只不过是老百姓寻求心理安慰而已。岐伯看着左邻右舍苦于无医无药，于是就开始学医。他的老师正是上古时期的医学家僦贷季。僦贷季和神农是同一个时代的人，神农侧重于中药和药理，僦贷季侧重于中医和医理。

岐伯白天识药理、尝药性，晚上研究养生之道、经络医术，成就了高超的医术。受惠于岐伯，岐山周边的老百姓，老者鹤发童颜、精神抖擞，少者生龙活虎、聪明伶俐。有

一次，黄帝在访贤途中，拜访了岐伯，并恭请岐伯做他的大臣。

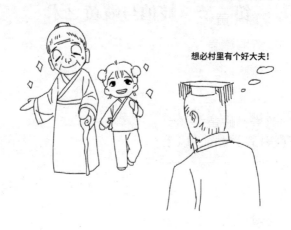

想必村里有个好大夫！

此后，黄帝经常询问岐伯医学知识，包括天气和疾病的关系，地理位置和疾病的关系等。在一问一答之间，就产生了中医四大经典书籍之一的《黄帝内经》。

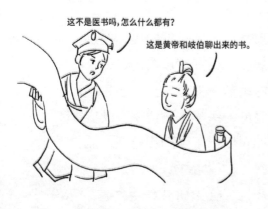

这不是医书吗，怎么什么都有？

这是黄帝和岐伯聊出来的书。

《黄帝内经》是一本综合性的医书，是中国最早的医学典籍。它奠定了历代医家对人体生理、病理、诊断以及治疗疾病的认识基础，是中国古代医学中影响极大的一部著作，被称为"医之始祖"。

《黄帝内经》分为《素问》和《灵枢》两部分。《素问》重点论述了脏腑、经络、病因、病机、病证、诊法、治疗原则以及针灸等内容。《灵枢》除了论述脏腑功能、病因、

病机之外，还重点阐述了经络腧穴、针具、刺法等。《黄帝
内经》的内容不仅涉及医学，还包括哲学、天文、地理等
知识。有文称《黄帝内经》一书"上穷天经，下极地理，
远取诸物，近取诸身，更相问难"。

　　后世将黄帝与岐伯之间对医学问题的探讨，对疾病病
因、诊断以及治疗等原理研究，称为岐黄之术。出于对两
位圣贤的尊崇，岐黄之术也指代中医之术。

第三节　神医扁鹊

　　春秋战国时期有位名医，居住在中丘蓬鹊山，饮山巅之水，修得高超的医术。有一年，赵简子赵鞅因病昏迷不醒五天，被这位名医治好，所以赵简子赐给他蓬鹊山上四万亩田地作为赏赐。在蓬鹊山上，这位名医居住的洞府上面有一石鹊，很像吉祥的喜鹊，赵国人为了感谢他治好了赵简子的病，从此尊称他为扁鹊。

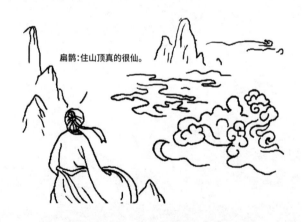

扁鹊：住山顶真的很仙。

　　中医诊断疾病时有四种最基本的诊断方法，分别是望诊、闻诊、问诊、切诊。其中切诊就是我们老百姓说的"号脉"。切诊早期讲究三部九候法，遍诊上、中、下三部有关的动脉，上为头部、中为手部、下为足部。上、中、下三部又可分为天、地、人三候，三三合而为九，所以叫三部九候诊法。这是一种古老的诊脉方法。扁鹊行医后，创作了一部与《黄帝内经》《伤寒杂病论》《神农本草经》齐名的著作《难经》，在这部著作里他提出了"独取寸口"的诊脉方法。

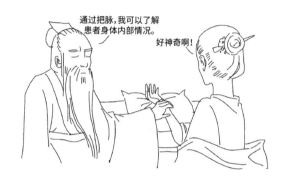

寸口在两侧手掌后一寸桡动脉处，寸口脉分为寸、关、尺三部，通常以手腕后高骨作为标记，其内侧的部位为关，关前（腕侧）为寸，关后（肘侧）为尺。两手各有寸、关、尺三部，共六部脉。寸、关、尺三部又可用浮、中、沉三种手法来诊脉，分别是轻按、中按、重按。寸、关、尺三部与脏腑对应关系见表3。《难经》中说："三部者，寸、关、尺也，九候者，浮、中、沉也。"

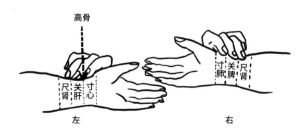

表3 寸、关、尺三部与脏腑对应关系

	寸	关	尺
左	心	肝、胆	肾
右	肺	脾、胃	肾

　　相较于早期需要诊断全身脉的三部九候法，扁鹊提出的"独取寸口"的诊脉方法更为简便、实用，因此，扁鹊在《难经》中提出的这种诊脉法一直沿用至今，是中医诊断学发展的一大进步。

　　扁鹊在中医治疗方面也提出一些前所未有的理论。比如，他曾经感叹："客观存在的疾病太多，而医生用于治疗疾病的方法太少。"所以他提出要"善治未病"，即治疗还没有发生的疾病。有一个广为流传的故事。特别能体现他这一思想。

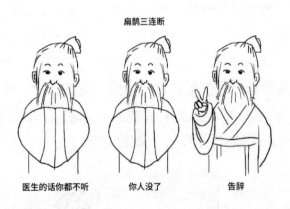

扁鹊三连断

医生的话你都不听　　　你人没了　　　告辞

　　有一次，扁鹊见到蔡桓公，观蔡桓公面色神态，判断他已经生病，扁鹊说："你有病在肤表，如不医治，将会加重。"蔡桓公很不高兴，说："我没病。"扁鹊走后，蔡桓公对旁边大臣说扁鹊贪图名利，把没病的人当作患者医治，来显示自己的本领。过了五天，扁鹊又见到蔡桓公，观察了一会儿后说："你的病到了血脉，不治将加重。"蔡桓公听后并没把扁鹊的话放在心上。再过五天，扁鹊又见蔡桓公，严肃地对他说："你的病已经进入肠胃之间，再不治，就更严重了！"蔡桓公听了很生气，还是不搭理扁鹊。等到扁鹊第四次见到蔡桓公，只看一眼就逃离了。蔡桓公发觉扁鹊不理睬自己，就派人询问原因。扁鹊说："病在肤表，用汤法可治；病进入血脉，用针灸可治；病到了肠胃，用酒剂可治；如今蔡桓公的病已进入骨髓，再也没法治了，我只好逃离。"又过了五天，蔡桓公果然病重，派人请扁鹊诊治，但扁鹊早已不知去向，蔡桓公最终因耽误治病时机而死。这个故事告诉我们要在病情轻浅之时及时医治，莫要等到把病拖成不治之症时再后悔晚矣！

扁鹊除治未病外还兼通儿科、妇产科、五官科和外科。传说他曾经用酒当麻药，给患者做外科手术。真是高超的医术！

第四节　医圣张仲景

张仲景是东汉末年著名医学家。他生逢乱世，豪强争霸，农民起义风起云涌，百姓流离失所，瘟疫肆虐。张仲景的家族本来是个大家族，可在十年之内竟然有三分之二的亲人因患瘟疫而死亡。面对如此悲惨的情形，张仲景萌发了学医救民的愿望，他在十岁左右，拜同郡医生张伯祖为师，学习医术。

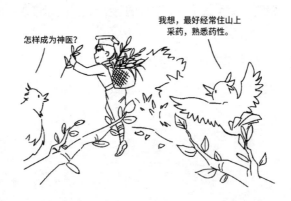

张仲景学医非常刻苦，平日不但精心钻研医术医药，还经常自己上山采药，回家炮制。张仲景在钻研古代医书过程中，《黄帝内经》中"夫热病者，皆伤寒之类也""人之伤于寒也，则为热病"的思想对他影响最大。受此启发结合实践，张仲景得出结论，一切因外感而引起的疾病，都可以叫作"伤寒"。而后行医几十年，游历各地，目睹了各种疫病对百姓造成的严重伤害，他将自己多年来对伤寒、疫病的研究付诸实践，创立了大量的方剂，经过多年不懈地努力，终于完成了不朽巨著《伤寒杂病论》。

《伤寒杂病论》的最伟大之处在于确立了中医"辨证论治"的原则，这是中医的灵魂所在。病即疾病，是由一组具有特征性的临床症状所构成，辨证是从整体观念出发，通过望、闻、问、切四诊方法所获得的各种资料，对

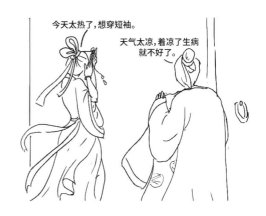

今天太热了，想穿短袖。

天气太凉，着凉了生病就不好了。

疾病进行综合分析、归纳、推理、判断，进而综合认识疾病某一阶段的病情。辨证是中医独特的诊断方法。同一个证可以涉及许多病，不同的病可以有同一个证，因此出现了"同病异治"和"异病同治"的治疗方法，这就是指同一种病，因为不同证需要采取不同的治法，不同的病但因为有同样的证而采取同样的治法。辨证论治是中医与西医的最大不同之处，是中医的特点之一。

在《伤寒杂病论》中记载的方剂均有严密而精妙的配伍。例如桂枝与芍药这两味药的配伍，若用量相同（各三两），即为桂枝汤，可以治疗外感风寒；若桂枝多加三两，则可治气从腹部上冲于胸、起卧不安之奔豚病；若芍药用量加倍，就是治疗腹中急痛的小建中汤。其变化之妙，用

药之精，疗效之佳，令人叹服。

　　东汉末年官僚腐败，张仲景为官时，做官的不能随便进入民宅，接近百姓。可是不接触百姓，怎么给他们看病呢？于是张仲景灵机一动，决定每月初一和十五这两天，打开家门，让有病的百姓进来，他端端正正地坐在大堂上，挨个地仔细为百姓诊治。时间久了便形成了惯例，每逢阴历初一和十五的日子，他家门前便聚集了来自各方求医看病的百姓。后来人们就把坐在药铺里给人看病的医生，统称为"坐堂医生"，用来纪念张仲景。

　　乱世出英雄，乱世也出医圣。

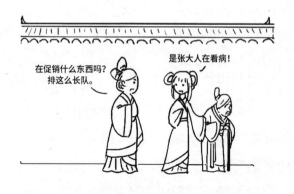

第五节　世界上最早的麻醉师——华佗

华佗，东汉末年著名医学家，安徽亳州人。他从少时起便立志钻研医术而不求仕途。经过数十年的医疗实践，精通内、外、妇、儿各科，被世人称为"神医"。

据《三国志·陈登传》记载，华佗曾经给广陵太守陈登治病，当时陈登面色赤红、心情烦躁，华佗为其诊治前，请其家人准备脸盆若干，经过一番治疗，陈登吐出了几十盆的红头虫子，华佗说这是因吃鱼得的病，而且三年后还会复发，到时候再找他开药，此病便可根治，临走时还留下住址。三年后，陈登果然旧病复发，遂急忙派人依照地址寻找，可药童告诉来者华佗已上山采药不知归期，结果陈登不久后便去世了。

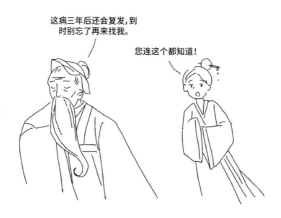

东汉末年，黄疸病流传较广，华佗花了三年时间对茵陈蒿做了试验，用春天三月份的茵陈蒿嫩叶治疗黄疸病，效果很好。后来民间流传了一首歌谣："三月茵陈四月蒿，传于后世切记牢，三月茵陈能治病，五月六月当柴烧。"

说起华佗，也要说说曹操。曹操是治世之能臣，乱世之枭雄。他的性格特点是胆识过人、唯才是举，但却生性多疑、狡诈狠毒。曹操早年得了一种头风病，中年以后，日益严重，每次发作都心乱目眩，头痛难忍。当时很多名医都为他诊治，可是疗效不佳。有一次谋士荀彧给他推荐了一位名医，名叫华佗。曹操头风病发作时，华佗在曹操胸椎部的膈俞穴进针，片刻后曹操便觉脑清目明，疼痛立止。

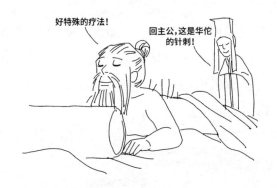

自从华佗给曹操医好了头痛，曹操便一心想把华佗留在身边为用。华佗因为不愿离家太久，假借收到家书，请辞还乡，回乡后又多次假借妻子染病，拒绝返回曹操身边为其效力。曹操遂下诏令遣返，华佗因无心仕途，想解救更多百姓疾苦，又多次拒绝。曹操很生气，便派人去查看，并下令道："如果他妻子真的病了，便赐小豆四千升，放宽返回期限，如果他是在欺骗本公，就逮捕押送。"结果华佗因欺瞒曹操被押解交付许昌监狱，经审讯验实，华佗供认欺君之罪和不从征罪。荀彧向曹操求情说："华佗的医术确实高明，关系着主公的生命，应该包容宽恕他。"曹操说："不用担忧，还怕天下没有这种看病的医生吗？"最终，华佗死于狱中。

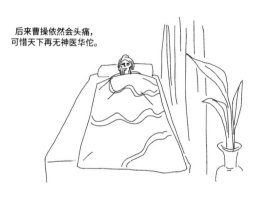

后来曹操依然会头痛，可惜天下再无神医华佗。

因为此举，曹操留下了千古骂名。因为他杀死的不仅仅是一位"神医"，还是全世界最早的一位麻醉医师。

华佗在几十年从医过程中遍访名医，收集了一些具有麻醉作用的药物，他将麻醉药和热酒配制在一起，患者服下后便失去了知觉，此时华佗再剖胸开腹，祛除病灶，术后用桑皮线缝合，涂上神膏，患者四五日后疼痛就会解除，一个月后就完全康复。华佗给这个麻药取名为"麻沸散"。他开创了世界麻醉药物的先例，因为这一首创，华佗被后世尊称为"外科鼻祖"。在《世界药学》中指出："阿拉伯人使用的麻醉

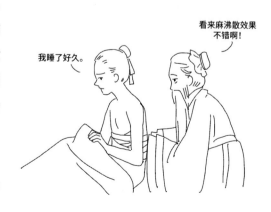

我睡了好久。

看来麻沸散效果不错啊！

药可能是由中国传入，因为中国名医华佗最精此术。"麻沸散的出现比美国牙科医生摩尔顿发明的乙醚麻醉还要早1600多年。

华佗从医涉猎广泛，还擅长治疗心理疾病，注重养生，在医疗体育方面也作出了重要贡献。他创编了著名的"五禽戏"，分别是虎戏、鹿戏、熊戏、猿戏和鸟戏。五禽戏的动作是模仿虎的扑动前肢、鹿的伸展头颈、熊的伏倒站起、猿的脚尖纵跳、鸟的展翅飞翔。练习"五禽戏"有助于人体"血脉流通，病不得生，譬如户枢，终不朽也"。

这样一位中医天才，当年被曹操所杀，实为可惜。

第六节 药王孙思邈

孙思邈，唐代医药学家，道士。他幼年身患疾病，经常请医生治疗，花费了很多金钱，18岁时立志学医。

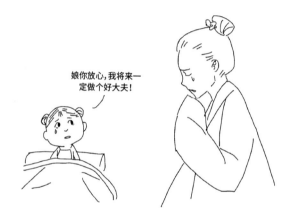

可能是因为他幼年遭受疾病之苦，所以在他的医学思想里，非常重视预防疾病，他强调"存不忘亡，安不忘危"，认为人若善于调养，则可免于疾病。他还提出许多养生法，比如淡泊名利，心态平衡，饮食节制，不暴饮暴食，生活起居有常，不要违反自然规律等。这些养生方法对我们现代人仍然有很大的指导作用。他尤其重视妇女、儿童的保健，崇尚养生，并且身体力行，享年142岁。传说中唐太宗有一次见到了70多岁的孙思邈，只见他容貌气色、身形步态皆如同少年一般，虽然年事已高，但是才思敏捷，智慧超人，想授予他爵位，但被他拒绝了。后来唐高宗也请他出山辅佐，同样被婉拒，孙思邈一生淡泊名利，一心只想为黎民百姓治疗疾病之苦。

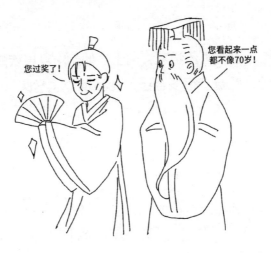

孙思邈一生致力于中医药的研究，他亲自上山采集药材，研究药物的性味归经，他认为适时采药极为重要，早则药未长好，晚则药性已衰，研究后确定了233种中药材适合的采集时间，同时也把自己对药物的观察整理成书。因为他的行医宗旨是"人命至重，有贵千金"，所以他给自己的书稿起名为《备急千金要方》，书中记载了800余种药物的性能和药效。如用动物肝脏治疗夜盲症；用谷物的皮煮粥可以预防治疗脚气；利用海藻软坚散结的功效治疗大脖子病（也就是现在西医学所说的甲状腺结节）等等。这些都可以用现代医学解释其治疗原理。在这800余种药中，有200余种详细介绍了和药物有关的采集和炮制的相关知识。书中还收集了从张仲景时代以来的方剂。《备急千金要方》是中国最早的医药百科全书，老百姓亲切地称孙思邈为"药王"。

孙思邈学识广博，对内、外、妇、儿、五官、针灸各科都很精通。有一次，孙思邈路遇一队送葬队伍，队伍走过后，地上的几滴鲜血引起了他的注意，于是他连忙追上，寻问缘由。送葬人告诉他，棺内装着一位因难产而刚刚去世的产妇。孙思邈俯身去闻血迹，断定此人可能还未死亡，遂说服产妇的亲人同意打开棺椁，只见他找准穴位，一针下去，片刻后少妇全身抽动，慢慢苏醒，顺利生下一名婴儿。

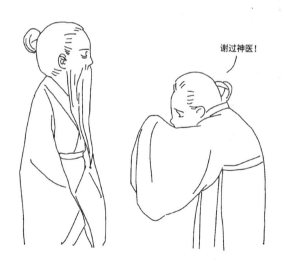

正是因为有这些神医，才使中医文化几千年薪火相传，绵延不绝，为中华民族的健康保驾护航！

第七节　李时珍与《本草纲目》

明代著名医药学家李时珍，其祖父是草药医生，父亲是当地名医，出身于医药世家，自幼热爱医学，23岁时开始随父亲学医，33岁时被推荐到明朝太医院工作。在太医院工作时，李时珍有机会博览了皇家珍藏丰富的医学典籍，又因为经常出入太医院药房，看到了很多平时难以见到的药物标本，这些经历都为他之后完成药物学巨著《本草纲目》奠定了基础。

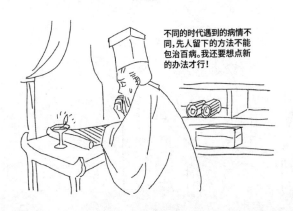

不同的时代遇到的病情不同，先人留下的方法不能包治百病。我还要想点新的办法才行！

但李时珍不满足于只阅读医学古籍，见识药物标本，他明白，要想真正研究中医药，必须理论结合实践，必须深入民间，要从民间获取药材，并且在民间实践中医药。所以，他拜渔人、樵夫、农民、车夫、药工等民间艺人为师，学习经验。有一次，他在回家途中，见到一车夫用旋覆花治疗跌打损伤，他经过尝试后得出旋覆花的确有补益劳损、治疗外伤的功用，便赶紧记录下来，他从采矿工人处学习到治疗矿物中毒的方法，也赶紧记录下来。

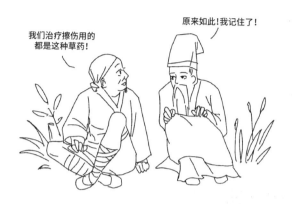

　　他研究每一味药时，都是先参考古籍药典，然后再结合自己的观察实践。在这一过程中他发现了很多有趣的药物。

　　比如说浆水，这是广大西北地区人民群众很喜欢的一种食物，早在明朝时就已经将它作为药品。《本草纲目》中记载了浆水制法：将粟米或者芹菜煮熟后，放在冷水里，浸五六天，待水味变酸，水面上生白花，便能取水作药用。浆水味甘酸、微温、无毒。浆水煎干姜饮用，可以治疗上吐下泻；加盐泡患处，水冷时更换热水，可以治疗手指肿痛。每夜用热的浆水洗脸，再用布揩红，以白檀香磨汁涂擦，可以治疗

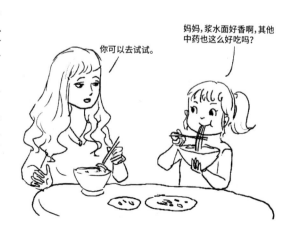

脸上生黑痣。磁石经火煅醋淬后，加焙过的橘红和多年浆水搅拌，做成丸子，如芡子大，每次含服一丸，可以治疗骨鲠在咽。浆水还能调中引气，开胃止渴，解烦去躁，调理脏腑，利小便。现代医学应用科学手段，研究发现浆水还有降尿酸和血压的作用。

晨起时在草叶上晶莹滚动的露珠也是药。在《本草纲目》中有记载，秋露重的时候，早晨去收取花草间的露水，露水气味甘、平、无毒，用来煎煮润肺杀虫的药剂，或将治疗疥癣、虫癫的散剂，调成外敷药，都可以增强疗效。我们日常生活中还有很多其他有趣的药物，比如腊雪，东壁土等等。东壁土是古旧房屋东边墙上的土。这些有趣的药物都让人不由想起，《红楼梦》里薛宝钗因为患了"胎里带来的热毒"而服用的"冷香丸"，"冷香丸"的配方里面也有这露水、腊雪，这是受《本草纲目》的启发吗？也未可知。

《本草纲目》一书历时29年编写完成，全书共载有药物1892种，其中新药374种，收集的医方共计11096个。《本草纲目》在药物分类上，它改变了之前对药物的上、中、下三品分类法，采取了纲目分类法，它把药物分为矿物药、植物药和动物药。又将矿物药分为金部、玉部、石部和卤部四部分；植物药分为草部、谷部、菜部、果部和木部五部分；动物药分为虫部、鳞部、介部、禽部、兽部和人部六部分。每味药标正名为纲，纲之下列目，纲目清晰。

在《本草纲目》中，不仅记载了药物学知识，还记载了化学、地质和天文学的知识，比如蒸馏、结晶、升华、沉淀、干燥等一些现代常用的化学操作方法。

《本草纲目》也因此被称为我国古代的百科全书，李时珍也被后世尊为"药圣"。

第八节 中国第一家中医医院的创立者——张锡纯

　　张锡纯，1860年出生于河北省盐山县的一家书香门第。他从小博览群书，后秉承祖先遗训攻读医学，认真研读了大量中医古籍，包括《黄帝内经》《伤寒论》和历代名家的医学著作，与此同时，他也阅览了很多西医学著作，比较之后，他认为中、西医学各有所长，应该取长补短。于是，他以中医为主、西医为辅的诊疗方法为当地百姓治疗疾病，声名鹊起。

　　在当时，西医学刚刚进入中国，中西医学势若冰，大多数中医不能接受西医学理论，张锡纯撰文强调中西医学医理相通，劝告中医界不应该作意气之争，并于1909年完成了《医学衷中参西录》前三部的初稿。

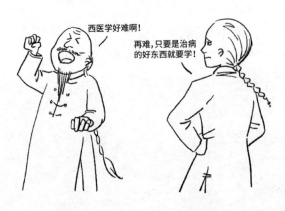

张锡纯的核心学术思想是以中医学为主，参照西医学，崇尚医学实验方法。虽然当时并无建造实验室的硬件条件，但他还是通过对药物的切实研究，对临床的仔细观察以及详细可靠的病历记录临床资料，探索研究中西医学。张锡纯严谨的治学态度和临床治病风格，曾多次救下了已经穿好殓服的患者。因此，他也被世人称为"医学大师"和"医学实验大师"。

《医学衷中参西录》一书全书逾百万字，兼采了西医之说与中医处方医理，中西融通，内容生动丰富，书中有张锡纯自拟的方剂约200首，又收录了古代医家的成方和来自民间的验方约200首，全书涉及的中西医基础和临床观察无不结合治疗经验进行说明，读起来生动明了，简洁易懂。

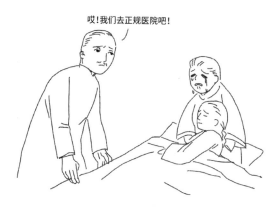

哎！我们去正规医院吧！

在《医学衷中参西录》的书名中，衷中者是指不背叛中医，参西者是指借鉴西医有益的部分。他认为"西医用药在局部，是重在病之标也；中医用药求原因，是重在病之本也。究之标本原宜兼顾"。在《医学衷中参西录》的原文中说："石膏之性，又最宜与西药阿司匹林并用。盖石膏清热之力虽大，而发表之力稍轻。阿司匹林之原质，存于杨柳树皮津液中，味酸性凉，最善达表，使内郁之热由表解散，与石膏相助为理，实有相得益彰之妙也。"又说"西人、东人治热性关节肿痛，皆习惯用阿司匹林。而关节肿痛之挟有外感实热者，又必与石膏并用，方能立见奇效"。诸如此类，等等。由此可见，张锡纯的学术思想是以中医为主，西医为辅，用中医治本，西医治标，衷中参西，取长补短。

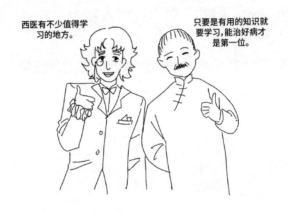

壮年时的张锡纯，正逢辛亥革命后军阀混战时期，曾任德州驻军军医，1916年他被调派到奉天，也就是现在的辽宁省沈阳市。1918年他在大东关开办了中国第一家中医院——立达中医院，并担任院长。1928年他定居天津，创办了国医函授学校，又设立中医汇通医社，张锡纯为培养中医药人才作出了很大的贡献。

第九节 屠呦呦与诺贝尔奖

疟疾是由于人类感染疟原虫而引起的一种寄生虫病。这种病的主要症状是反复发作的间歇性寒战高热。患者寒战时全身发抖，盖几床被子都觉得寒冷，高热时痛苦难忍，剧烈头痛，不停呕吐，甚至抽搐、不省人事。患者一般先寒战后高热，服药大汗后症状缓解。因为发病时间规律，患者在多次发病后逐渐会出现肝脾肿大、贫血，严重者出现休克、心力衰竭、呼吸衰竭甚至死亡。

疟疾曾在全球一百多个国家或地区流行传播，它是非洲大陆上最严重的疾病之一。全球每年有一亿多人患有疟疾，每年死于疟疾的人数超过两百万。

曾经一度治疗疟疾的有效药物氯喹，也逐渐产生了耐药性。1969年，39岁的中国药学家屠呦呦被任命为中药抗疟科研组组长，接受了国家抗疟疾药物研究的艰巨任务。接到这个任务后，

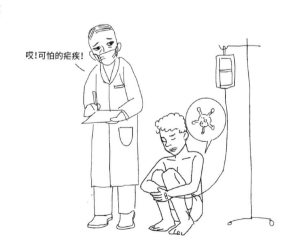

哎！可怕的疟疾！

她带着她的团队开始了艰苦卓绝的研究工作。

小时候的屠呦呦经常看到中医生医治好了很多患者，她自小就觉得，学医可以让这么多人免除病痛，是一件很高尚的事情，长大后她实现了自己学医的理想。

屠呦呦和她的团队通过整理大量中医药典籍，走访名老中医，汇集了640余种治疗疟疾的中药验方。发现青蒿这种药物在收集的中药验方中多次出现，也发现了东晋葛洪在《肘后备急方》中对青蒿治疗疟疾的记载："青蒿一握，以水二升渍，绞取汁，尽服之。"这一段对青蒿的描述给了她很大的灵感。经过各种现代科研手段，最后通过低沸点溶剂的提取方法，在青蒿中提取出了抗疟疾的成分。于是她开始在感染疟疾的老鼠身上实验这种青蒿的提取物，结果大获成功。屠呦呦团队最终于1972年发现了青蒿素可以治疗疟疾。

屠呦呦发现的青蒿素，推动了抗疟疾新药品的研制和发展。世界卫生组织推荐将青蒿素作为一线抗疟疾治疗药物，每年治疗患者上亿人，拯救了数百万人的生命，使非洲疟疾的致死率下降了66%，5岁以下儿童患疟疾死亡率也下降了71%。青蒿素价格低廉，非常适用于疟疾肆虐的非洲和广大贫困地区使用。

2015年12月10日，诺贝尔颁奖典礼在瑞典首都斯德哥尔摩举行。屠呦呦成为中国首位获得诺贝尔生理或医学奖的科学家，这是中国本土科学家首次获得诺贝尔奖，也是中国中医药学获得的最高奖项。

获奖后面对记者，屠呦呦说："中国医药学是一个伟大的宝库，青蒿素正是从这一宝库中发掘出来的。中医药研究确定具有科学性、合理性以及很强的潜力，让我们的中医药学走向世界，为全人类造福。"

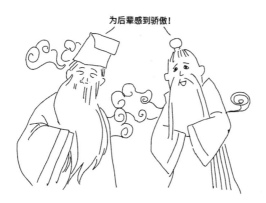

医疗篇

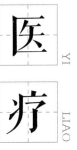

YI

LIAO

PIAN

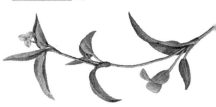

第一节　中医现代化

近二十年来，我国中药产业获得了较为快速的发展，年平均增长速度达20%，但是从总体上来看，我国中药产业的发展水平并不理想，根据中国中医科学院所提供的数据显示，约占全世界人口五分之一的中国，医药产业仅占全球的7%，中药出口额不足国际中草药市场的10%。其中很大一个原因，是我国对中药现代化的认识不够、中药的研发、生产和疗效需要更加规范。

那么怎么才能做到中医、中药现代化呢？绝对不是把古人的膏、丹、丸、散做成片剂、胶囊或者做成中药注射剂给患者静脉滴注。中医药现代化，必须首先保持中医药理论临床应用的特征、特色和优势，实现对传统的超越。其次，需要形成中医理论和临床诊疗体系的开放系统，进行宏观与微观、传统与现代的渗透与互补，以科学技术为依托，充分

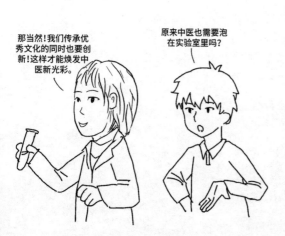

那当然！我们传承优秀文化的同时也要创新！这样才能焕发中医新光彩。

原来中医也需要泡在实验室里吗？

吸收利用现代科学技术成果，发展中医药。最后，为中医药研究提供新的认知系统与理论事实，依靠现代先进科学技术手段，遵守严格的规范标准，研究出优质、高效、安全、稳定、质量可控、服用方便，并具有现代剂型优势的新一代中药，达到国际主流市场标准，在国际上广泛流通。这是中医药现代化的正确方向。

随着中医药逐渐向现代化迈进，大量的中医药人才也被成功地培养出来。他们将中药作为一个"源头"，利用现代化科学技术，从中提取中草药的化学成分，如从青蒿中提取"青蒿素"，从麻黄中提取"麻黄素"等。

现在，一些国外的跨国公司，大型药厂也在纷纷投资开发中药，比如德国药厂研制的银杏叶提取物等。中药的地位在逐步提高，我们要借鉴学习国外优秀研究团队，以他人之长补己之短，自我激励，努力开发、研究、提升中医药现代化水平。

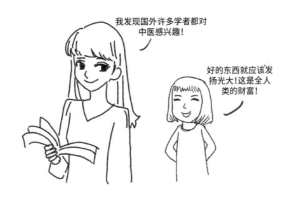

我们也应该在中药化学成分系统研究的基础上，对中药的DNA、蛋白质等成分适当处理，采用一定的分析手段，

得到能够标示其化学特征的色谱图或光谱图，利用中药指纹图谱技术，评价中药材以及中药制剂半成品质量的真实性、优良性和稳定性，量化鉴定中草药。它有助于阐明中药的作用机制，将中药的质量与药效真正结合起来，是中医现代化的一大进步。

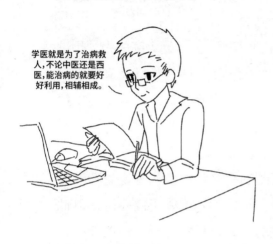

学医就是为了治病救人，不论中医还是西医，能治病的就要好好利用，相辅相成。

纵观历史，东方文明与西方文明是人类历史上两种思维，它们彼此是独立的，但又可以相互补充，以一种思想取代另一种思想的想法是错误的。医学也一样，我们研究中医现代化，不是要让中医西化，而是坚持以"继承与创新并重，中医中药协调发展，现代化与国际化相互促进，多学科结合"为原则，将中医药更深的内涵发掘出来，更进一步发展中医。

第二节　疾病从何而来

提到中医，大家脑海中都会浮现"养生""保健""长命百岁"等相关词语。那么要想运用中医知识养生保健，预防疾病，首先就要从源头抓起，了解疾病产生的原因，避免这些可能致病的因素。下面就让我们一起来看看中医是如何诊断疾病的吧！

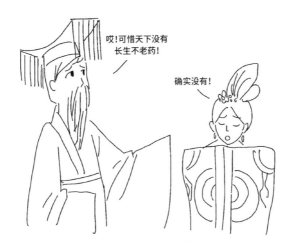

中医学将病因大致分为外感病因和内伤病因两大类。

外感病因包括六淫之邪和疠气。六淫，即风、寒、暑、湿、燥、火六种外感病邪的统称，是指自然界异常的气候变化；疠气，是一类具有强烈传染性和致病性的外感病邪

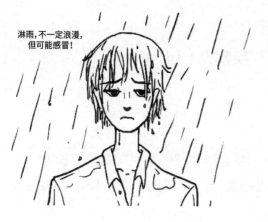

淋雨，不一定浪漫，但可能感冒！

的统称，其伤人则称为疫疠病。在人体正气不足、抗病能力下降时，这些邪气就会侵犯人体，导致外感病的发生。

内伤病因包括七情内伤、饮食失宜以及劳逸失度。七情，是指喜、怒、忧、思、悲、恐、惊七种正常的情志活动，而七情内伤就是指因七情过激引起脏腑气机失调而导致疾病发生的原因；饮食不节，是指饮食不能节制，饮食过饥过饱、饮食不洁或饮食偏嗜，都会内伤脾胃；劳逸失度，即过度劳累或过度安逸，都不利于健康。当我们不能控制自己的情绪和欲望，出现上述情况时，就会导致气血津液失常、脏腑功能失调而发为内伤疾病。

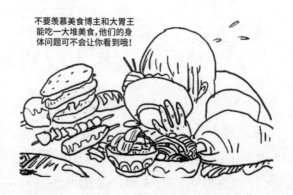

不要羡慕美食博主和大胃王能吃一大堆美食，他们的身体问题可不会让你看到哦！

综上，我们可以得出，疾病的产生不仅有外界的因素，也有我们自身的原因。因此，为了保护我们的身体，避免疾病的发生，我们要积极锻炼身体，穿合适的衣物来抵御外邪，还要调整好自己的情绪，饮食有节，劳逸结合，做自律的好青年！

第三节　藏在舌头里的玄机

一张漂亮的脸上，人们欣赏的是炯炯有神的眼睛，挺秀的鼻子以及微微一笑后露出的洁白整齐的牙齿，很少有人会关注藏在嘴巴里、牙齿后的舌头，但舌头不仅可以搅拌食物、协助吞咽、辅助发音，它还藏着人体内鲜为人知的玄机。

舌头由舌质和舌苔组成。舌质，就是舌体，是舌的肌肉脉络组织，舌苔是指舌面上附着的一层苔状物，是消化食物的胃气上蒸而生成的。

其实，不光眼睛、鼻子还有嘴巴都有正常和异常的，舌头也有。一个舌头正常的模样应该是大小适中，舌体柔软，灵活自如，舌质荣润，舌色淡红，舌苔薄白均匀，不黏不腻，揩之不去，像长在舌质上一样。看到这样的舌头，就说明人体胃气旺盛，气血津液充盈，脏腑功能正常。相反，当我们看到舌头变得

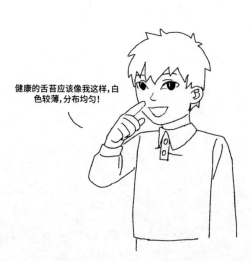

健康的舌苔应该像我这样，白色较薄，分布均匀！

不再那么正常，这反映了人体可能会存在一些问题。

人体的脏腑在舌头上也有一定的分布规律，舌头就像一个缩小版的人体。从舌尖开始属心、肺，舌两边属肝、胆，舌中间属脾、胃，舌根属肾，符合人体五脏的分布规律。

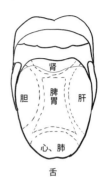

舌

如果说舌头的某一部位出现了大小、颜色、形状方面的异常，我们就可以间接地判断人体的某一脏腑是不是出现了问题。

我们也会发现，小孩子的舌头非常娇嫩、好看，而多数成年人的舌头就没有那么美观了，甚至变得苍老。那么什么情况会导致舌头不再那么漂亮呢？

人的一生中会受到各种各样的干扰，人自身的情绪也会随着不同时期的经历而有所跌宕起伏，所以说人体脏腑内气血津液的运行都会因此受到不同程度的影响，进而反映在舌头上，这个时候我们通过观察舌头就会发现一些端倪。

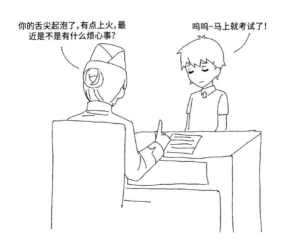

　　一般来讲，我们所说的外界干扰多指六淫之气。那么什么是六淫之气呢？风、寒、暑、湿、燥、火是自然界六种不同的气候变化，是万物生长和人类赖以生存的自然条件，这些被称为"六气"。而当六气发生了异常变化，或者人体正气不足，抗病能力下降时，"六气"就变成了"六淫邪气"来伤害人体。

　　除了外界因素外，内在因素也会影响人体，比如我们的情绪。中医把人体情绪的变化分为喜、怒、忧、思、悲、恐、惊七种，我们称之为"七情"。七情反映了人体七种情绪的变化，我们可以想一想，自己曾经经历过哪几种？这七种情绪的变化会影响人体脏腑气血津液的运行，是导致人体发生疾病的重要因素。

　　当人体脏腑气血津液受到伤害时，舌质就不再是漂亮的淡红色，会变成淡白色、红色、绛色或者青紫色，也不那么滋润光泽，而会变得毫无生气、干枯死板，舌苔不再是薄白色，会变成黄色、灰黑色等，而且有时黏厚，有时干燥，有时油腻，有时舌苔会全部脱落消失，发生各种异常变化。

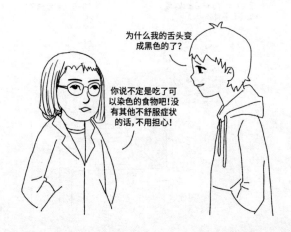

现在明白为什么找中医师看病时，他们让你伸出舌头来仔细看一看了吧？因为小小舌头里藏着很大的玄机，中医师是根据你舌头大小，舌质、舌苔的变化判断你是被哪种邪气侵犯了，你身体里的正气和邪气有着什么样的斗争。

第四节 "把脉"的奥秘

在影视剧中我们常可以看到一些神医，什么都不问，光靠把脉就可以知道患者的病情。"把脉"果真如此神奇吗？我们是否能给自己把脉呢？接下来就让我们来探索其中的奥秘吧！

在前面已经提到过，我们现在所使用的脉诊方法多是扁鹊在《难经》中提出的"寸口脉诊"，即手指按着桡骨茎突内侧一段桡动脉，根据其动脉搏动，用来推测人体生理、病理状态。那么什么是脉动形象呢？近代通过对脉学文献的深入理解及临床研究的资料总结，根据构成各种脉象的主要因素，大致将脉归纳为脉位、至数、脉长、脉宽、脉力、脉律、流利度和紧张度这八个方面。

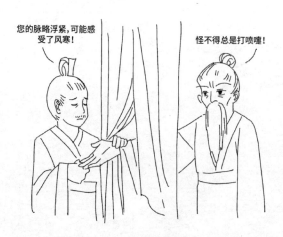

脉位，指脉动显现部位的浅深。脉位表浅为浮脉；脉位深沉为沉脉。脉位的深浅主要是通过指力的轻重来体会。

至数，指脉搏的频率。正常成人一次呼吸之间脉来四五次为平脉，一次呼吸之间五次以上为数脉，一次呼吸之间不足四次为迟脉。

脉长，指脉动的轴向范围长短，即脉动范围超越寸、关、尺三部称为长脉，应指不及三部，但见关部或寸、关部者均称为短脉。

脉宽，指脉动应指的直径范围大小，即指下感觉到脉道的粗细，脉道宽大者为大脉，脉道狭小者为细脉。

脉力，指脉搏的强弱。脉搏应指有力为实脉，应指无力为虚脉。

脉律，指脉动节律的均匀度。其包括两个方面：一是脉动节律是否均匀，有无停歇；二是停歇的次数、时间是否规则。

流利度，指脉搏来势的流利通畅程度。脉来流利圆滑者为滑脉；来势艰难，不流利者为涩脉。

紧张度，指脉管的紧急或弛缓程度。脉的紧张度主要体现在脉长、张力和指下搏动变化情况。脉紧张度高可见于弦脉、紧脉；脉弛缓者可见于缓脉。

现在知道了吧，"脉"对于老中医来说，不只是一根跳动的血管那么简单，而是形象的、生动的、有着各自特点的脉，每种不同的脉象都提示着人体中不同的病变。但若没有一定的实践经验和专业知识，是摸不出脉的细微变化的，所以医者必须细心体察，勤加练习，才能准确地判断脉象。

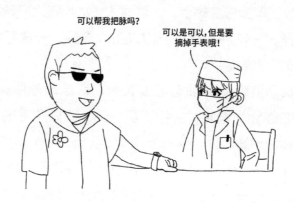

大家自己也可以试着给家人和朋友摸摸脉，看看能不能体会到脉象之间的不同吧！

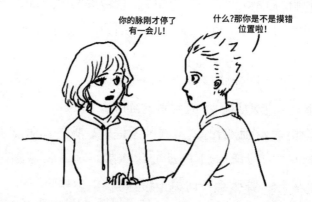

第五节　会移动的"交通网"

人体的五脏六腑就像一个国家的城市一样，相互影响，相互帮助，相互扶持。城市之间靠的是河流、铁路、航运相互联系，水、陆、空交通纵横交错，给城市提供营养补给，分享城市之间的种种信息。而在脏腑之间，同样也有一张由气、血、津液、经络构成的鲜活生动的"交通网"。

俗话说，"人活一口气"，气是构成人体、维持人体生命活动的最基本的物质，虽然无形，但是确实存在且在不断运动的物质。

血，是存在于人体血管中，每天循环于全身的红色液态物质，周而复始。

津液，是人体脏腑、形体、官窍里客观存在的液体，它们每时每刻都被分泌出来。

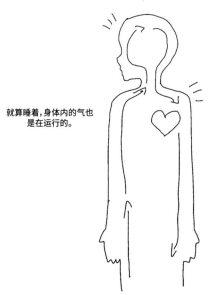

就算睡着，身体内的气也是在运行的。

那气、血、津液这些物质是从哪儿来的呢？它们都来自于人体的另一种物质——精。精能化气，精能化血，精能濡养脏腑、形体、官窍。精可以分为两种，"先天之精"和"后天之精"。

先天之精是生命的本源物质，来自于父母，是构成人体胚胎和繁衍后代的基本物质。

后天之精，包括人吸入的自然界清气，吸收的水谷精微物质，以及脏腑气化而生成的精微物质。

先天之精为基础，后天之精为补充，两者相辅相成，充分化生气、血、津液。

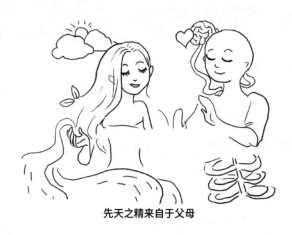

先天之精来自于父母

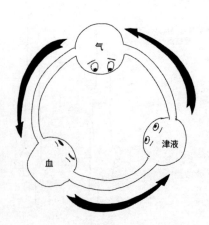

气能生成血，能推动血液运行，还能管理血不要跑出血脉这个河道，以免导致疾病。运行于血脉中的血液和存在于脏腑、形体、官窍中的津液，是气的营养来源，并且气要在脏腑及周身运行，也是靠血、津液做舟船来输送它。气、血、津液三者之间的关系是互相为用，相辅相成的。

另外，人体内还有四通八达的"高速公路"，名字叫经络。经络为人体运行气血，联络脏腑，沟通内外，贯穿上下。经络由经脉和络脉组成，经脉是经络的主干，络脉是经络的分支。经络中最重要的为十二经脉，是全身气血运行的主要通道。

气、血、津液与经络，和谐运行，周而复始，人体就是一个健康鲜活的生命，反之，无论哪个罢工或者失去配合，人体就会麻烦不断。

第六节　经络的奥秘

经络是古人在长期的生活观察和医疗实践中不断发现并司外揣内，逐渐形成的独特理论体系。比如，当体内某一个脏腑发生疾病时，人体体表相应部位也会出现压痛、结节、皮疹、色泽异常等异常反应，如果按压这些有异常反应的部位，病痛也会随之缓解。通过对这种现象的反复观察，古代医家总结了其中的规律，并记载下来。通过不断的积累，经络的分布逐渐清晰，它像网络一样遍布我们的全身，在内联系五脏六腑，在外联系五官七窍及四肢，经络是人体周身气血运行的通道。

经络的主体是十二经脉，按照经脉起止部位可分为手部六条经脉和足部六条经脉。经络内联五脏六腑，行走于四肢百骸，根据阴阳学说，内属阴，外属阳，脏属阴，腑属阳。因此，在内联系五脏而分布于四肢内侧的经脉有六条阴经，即手、足太阴经，手、足厥阴经，手、足少阴经；在内联系六腑而分布于四肢外侧的经脉有六条阳经，即手、足阳明经，手、足太阳经，手、足少阳经。

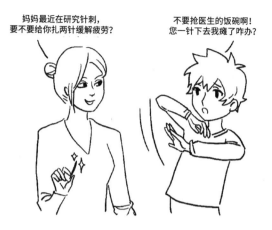

　　十二经络的具体名称为手太阴肺经、足太阴脾经、手少阴心经、足少阴肾经、手厥阴心包经、足厥阴肝经、手阳明大肠经、足阳明胃经、手太阳小肠经、足太阳膀胱经、手少阳三焦经、足少阳胆经。

　　经络最初是由一些腧穴连接而成，每条经络上都分布着这样一些穴位，它们是人体脏腑气血输注于体表的特殊部位。

　　我国历代医家根据腧穴的部位和治疗作用，结合自然现象和医学理论等，采用取类比象的方法对全身腧穴都进行了命名。

　　说到这里，大家是不是联想到自己身上的某个小毛病，需要按压什么"特殊部位"才能缓解呢？如果生病了，要针灸治疗得请专业大夫来做，自己按压某个腧穴缓解不适还是可以的。

　　就以合谷穴来说，合谷穴的取穴方法是用一只手的拇指指骨关节横纹，放在另一只手拇指与食指之间

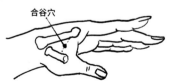

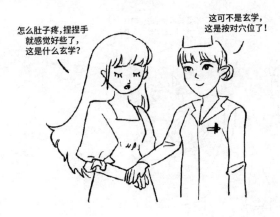

的指蹼缘上，拇指尖下就是合谷穴。按压合谷穴可以治疗各种疼痛，如头痛、牙痛、痛经，还可以缓解紧张、急躁、焦虑情绪，适用于发热、恶寒等感冒症状。按揉时将拇指指端按在合谷穴上，用力深压捻动，或者轻柔和缓地揉动。双手顺时针方向交替按揉。每日2~3次，每次10分钟。

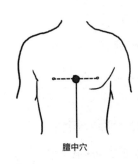

膻中穴

膻中穴的取穴方法是两乳头连线的中点。该穴有宽胸理气的作用。平时经常感到胸闷气短、郁闷不舒，总是唉声叹气的朋友，可以不时按揉膻中穴以疏泄胸中郁滞之气。

太阳穴是人体头部的重要穴位。它的取穴方法是在眉梢与目外眦之间，向后约一横指的凹陷中。按揉太阳穴可以给大脑以良性刺激，有解除疲劳、止痛醒脑之功效，更能振奋精神。

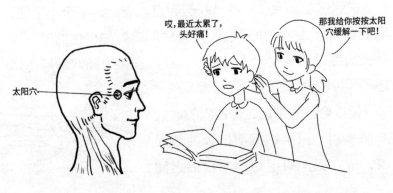

太阳穴

百会穴的取穴方法是取头部前发际正中直上5寸。经常按揉百会穴能清脑醒神，解除头痛、头重脚轻的症状，也能缓解焦躁情绪。

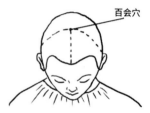

太冲穴是在足背第1、2跖骨间，跖骨底结合部前方凹陷中，主要可以治疗足厥阴肝经之气血问题。按压该穴可疏解因为生气，情绪不舒展引起的心胸不适感。一般每次按揉4~5分钟，按压后可以喝少量的水以助代谢。

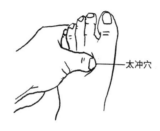

经络治病就是按照中医经络和腧穴的功效治疗，根据治病需要采取针灸、推拿等方式，达到疏经理络、治疗疾病的目的，使机体恢复健康有序的和谐状态。

第七节　人体好像一个大水壶

不知道有没有人做过这样的实验，在水壶的壶盖上有个小气孔，如果小气孔被塞住，壶内的水就倒不出来了。但这时候，把壶盖打开，水就又可以流出来了。

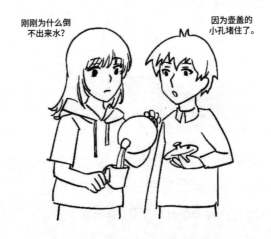

又有谁知道，人体也很像一个大水壶呢？人体的尿液是靠肾的气化作用生成和排泄出体外的，但尿液的生成和排泄也依赖于肺的通调和脾的运输。肺在五脏六腑中的位置最高，就好像人体这个大水壶的壶盖，所以中医学也称为"华盖"。如果肺这个盖子塞紧了，那么肺脾肾的气机都不能调畅，下面的水液也不能排出体外，就会小便不通，中医把这种小便不通的疾病叫"癃闭"。

著名老中医赵绍琴爷爷曾经治疗过一个患者，那是1990年的初秋，他一个身在美国的朋友打来长途电话，求助他说自己夫人产后小便困难，住

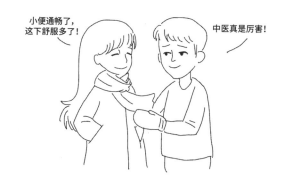

院治疗10余日，花费上万美金，仍不见效，不得已来求助于他。赵绍琴爷爷在电话中告诉他，可花钱购买一味中药，叫作紫苏叶，每日煎汤代替茶叶，频频喝下。两日后朋友来电话说，自己夫人服药后小便可以排出了，已经痊愈出院了。

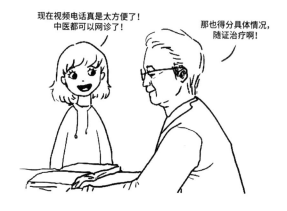

这个病例中不仅高明在，赵爷爷只用了一味中药就解决了朋友花费上万美金都没有解决的困难，还高明在赵爷爷第一时间想到了朋友的夫人因为生育小孩，过于耗气，导致肺部气机不畅，就像水壶的盖子被堵上了，所以他用了

紫苏叶这味中药，来宣通肺气，这就起到了"提壶揭盖"的作用，喝完之后小便就通畅了。

当然，"提壶揭盖"的治疗方法不是赵爷爷发明的，早在元朝时，朱震亨就已经在《丹溪心法·小便不通》中有所记载：除了服用宣通肺气的药物，比如紫苏叶、桔梗、杏仁等，还可以用刺激鼻腔的方法使患者打喷嚏，或刺激咽喉，使患者呕吐，这些都是取下病上治、提壶揭盖、升清降浊之意。

第八节 泻南补北,交通心肾

向来温柔亲切的妈妈,最近老是发脾气,很不开心的样子。爸爸说,妈妈这是到更年期了。有一天,妈妈用充满内疚的声音说:"原谅妈妈,因为妈妈晚上总是睡眠不好,即使睡着了,也是连续不断地做梦,有时候

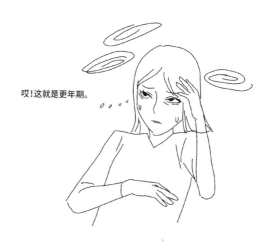

哎!这就是更年期。

醒来发现出了很多汗,所以总觉得心烦、心慌,还腰酸腰疼。"听了妈妈的话,看着妈妈一脸疲惫的样子,也不知如何是好。

在人体内心居于上,肾位于下,心在五行中属于火,火性上炎,肾在五行中属于水,水性趋下,在生理情况下,心火属阳,要下达于肾,使肾水不寒。肾水属阴,要上达于心,使心火不亢,心肾相交,阴阳才能平衡。像妈妈这样50岁左右的女性,因为天癸绝而心火独亢,肾水独寒,心肾不交,阴阳失衡,导致失眠,这在中医学中叫不寐。

什么是天癸？什么又是天癸绝呢？天癸，男女都有，是肾精肾气充盛到一定程度时人体内出现的具有促进人体生长、发育和生殖的一种精微物质。天癸来源于先天肾气，同时靠后天水谷精气的滋养而逐渐趋于成熟，女性成熟的标志就是会有月经初潮，此后又随着肾气的虚衰而停止，这时女性就会绝经，称之为"天癸绝"，也就是人们常说的"更年期"，专业名词叫"围绝经期"。

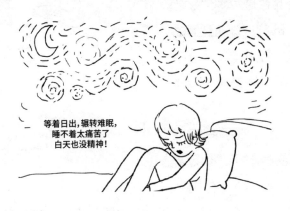

因为天癸绝，肾气虚衰，肾水不能上达于心，心火就会独自亢盛，心火亢盛的表现就是心烦、心慌、脾气大。心火独亢，不能下达于肾，肾水独寒，从而出现心肾不交。心和肾不能互相照顾，阴阳不能平衡，当夜晚来临，人体的心肾不相交、阳不归于阴人体会失眠。所以，更年期女性最常见的症状就是不寐。

但是这难不倒中医老祖先们，他们创造了"泻南补北"法，来帮大家解决不寐这个问题。祖先们运用五行学说理论，心主火，火属南方，肾主水，水属北方，泻南补北法

即是泻心火滋肾水。老祖先们用六味地黄丸滋阴补肾，用
交泰丸清心降火，用来引火归原。不同原因的失眠用不同
的药物。

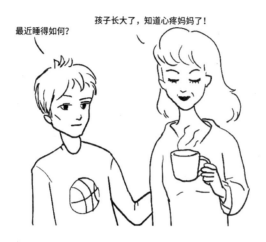

第九节　釜底抽薪，用兵法

釜底抽薪源自兵法《三十六计》中的第十九计。爱读书的朋友们肯定对釜底抽薪的故事有所了解，但是，中医老祖先们如何用釜底抽薪之法来治疗疾病，是不是很好奇呀？

釜底抽薪，顾名思义就是将柴火从锅底抽去，使水停止沸腾。它的理论虽然简单，但意义深刻，重在教大家如何从根本上解决问题。

釜底抽薪是中医治疗疾病的常用大法，下面介绍具有代表性的两首方剂。

导赤散，由生地黄、木通、竹叶、生甘草梢组成。它主要治疗心火上炎证。心，属于上焦，居高位，若心火上炎，人就像一锅水烧开了，感觉心胸烦热，口渴面赤，甚至口舌生疮。这时就想吃点冷饮，但吃冷饮解决不了根本问题，怎么办？这时就要釜底抽薪。

"抽柴火"的办法

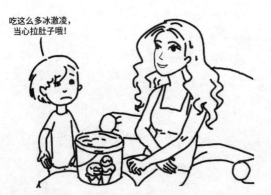

吃这么多冰激凌，当心拉肚子哦！

有两种，一种是让火从小便走，一种是让火从大便走，导赤散则是运用了让火从小便走的办法。导赤散中的生地黄负责克制心火，木通负责利小便，使火从小便而出，竹叶引导心火下行，甘草梢能防止生地黄、木通在灭火过程中伤了脾胃，而且还能够清解人体尿道中的热毒。

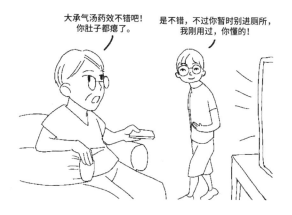

另一种"抽柴火"的办法，是使火毒从大便排走。当此任者，非大承气汤莫属也。

大承气汤由大黄、厚朴、枳实、芒硝四味中药组成，主要治疗实热之邪结于中焦肠胃。因为热盛，津液急剧耗伤，主要表现为大便不通，胃胀胃满，腹痛到几乎手都不能碰肚皮。如果突然得了阑尾炎、肠梗阻，就可能会出现上述症状，这时候煎大承气汤迅速服下，很可能让你缓解疼痛。大承气汤方中大黄苦寒泄热，通过强有力的通下作用，让大便裹挟着肠胃中的邪热一同排出体外。如果说大黄是杀伐果断的将军，那芒硝就是略微温和的宰相，它以润燥、泄热的方式，协助大黄，使其通下热邪的力量倍增。厚朴与枳实相互协作，主要通过行气来通便，使肠胃中热邪彻底消散。

人的五脏六腑、气血津液，就是一个无形的战场，无时无刻不在进行着大大小小的战争。因此，学习医学，了解医学知识对于我们认识疾病也是很有必要的。

第十节　异病同治

几天来，有一个女性感觉自己白带多，颜色黄，而且有点小臭，她想去医院找妇科医生看看。其丈夫听到后，说他从昨天开始总是一阵阵头痛，甚至牵扯到眼眶、耳朵，他也想一同去看看内科医生。

到了医院，他们分别挂了妇科、内科专家的号，然后分头去看病取药。等再见面时，发现两个人手里都拿了一盒龙胆泻肝丸，这是怎么回事？他们俩赶紧仔细阅读龙胆泻肝丸的说明书，原来，龙胆泻肝丸可以治疗肝胆实火上炎引起的头痛目赤、口苦，也可以治疗肝经湿热下注引起的妇女带下黄臭。夫妻两人相视而笑，大夫并没有开错药，回家安心吃药吧。

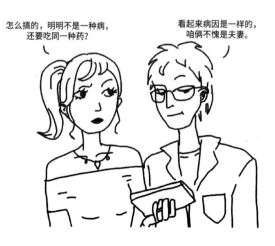

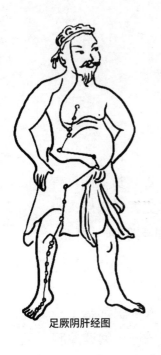

足厥阴肝经图

但是周围邻居就很好奇了，为什么治疗妇科病的药还可以治头痛呢？这在中医药中称为"异病同治"。"异病同治"就是指不同的疾病，在其发展过程中，因为出现了相同的病机，所以采用同一种药物治疗的方法。

夫妻二人出现了什么相同的病机呢？这要归结于人体十二经脉之一的足厥阴肝经。看这里的足厥阴肝经图。

足厥阴肝经起于大脚趾，沿足背内踝前方上行，沿大腿内侧上环绕阴器，再上行抵达小腹，属于肝，络于胆，继续上行经喉咙的后面，上入鼻咽部，连目系，上出于额部，到达巅顶。

由于足厥阴肝经属于肝脏络于胆，如果肝胆之火循经上冲，则头部、耳、目都会痛不止。如果湿热之邪循肝经下注，妇女就可能会有带下色黄，有臭味。

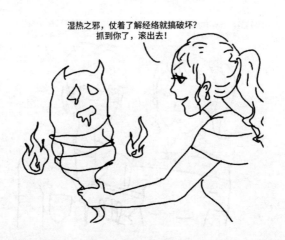

　　龙胆泻肝丸中的龙胆草大苦大寒，既能泻肝胆实火，又能利肝胆湿热；黄芩、栀子苦寒泻火，燥湿清热；泽泻、木通、车前子渗湿泄热，可以导肝经湿热邪气从水道而去。

　　龙胆泻肝丸既可以治疗妻子的妇科病，又可以治疗丈夫的头痛病，这就是中医"异病同治"。

第十一节　同病异治

　　《黄帝内经》中有文记载，黄帝问："同样是颈部两侧肿胀、灼热、疼痛、局部皮色不变的颈痈患者，为什么有的用砭石放血的治疗方法，有的用针刺开导的治疗方法，而且都能痊愈？其道理何在？"岐伯说："此同病异治者也。"同样是颈痈，由于有病在气、在血的不同，所以在治疗上用针刺开导和砭石刺血的不同方法去治疗。

　　《黄帝内经》另一则文。黄帝问："同是关节肌肉疼痛、酸楚、活动不便、疼痛游走不定、遇冷遇风时症状加重的寒痹患者，针刺治法有什么不同？"岐伯回答："由于形体强弱不同，治疗有火焫艾灸和针刺药熨的不同。"

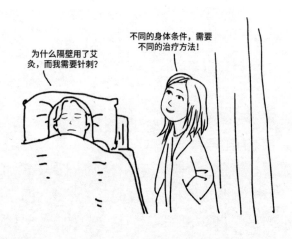

这是中国古代医家定义的"同病异治"治疗法则，也是中医学诊治疾病的重要原则。随着中医学不断发展，后世中更明确的定义是由于发病时间、地区、患者机体反应、疾病发展阶段的不同，同一种疾病表现的症状也不一样，所以治法也不一样。

有一个小朋友叫阳阳，去年冬天感受了风寒，感觉头痛牵扯到了项背，同时伴有怕冷、怕风，医生经过诊断，给开了中成药川芎茶调丸，他回家服药，两天后头痛解除。今年暑假他去成都姑妈家玩儿，一天早起又感头痛，而且头上像缠了一块头巾，肢体困重，不想吃饭。同行的妈妈想起来去年头痛时，医生给开的川芎茶调丸效果很好，立刻去门口诊所买了这个药，可是服用了三天，一点作用也没有，阳阳还觉得有点恶心，拉肚子，只能去医院就诊。详细跟医生诉说了病情之后，医生幽默地说："所有的头痛都用川芎茶调丸治了，还要大夫干什么呀？"

阳阳妈妈大概不知道，中医把头痛分为外感和内伤两大类。外感头痛是因为感受了以风邪为主的六淫之邪，上犯头顶，阻遏了清阳，导致清窍失养而头痛；内伤头痛则是由于脏腑功能失调，导致气血逆乱，痰瘀阻窍，或内伤久病，导致气血不通，脑脉失养而头痛。

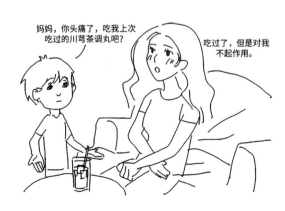

妈妈，你头痛了，吃我上次吃过的川芎茶调丸吧？

吃过了，但是对我不起作用。

阳阳去年冬天的头痛，是因为外感风寒，治疗时应该疏风散寒止痛，用川芎茶调丸治疗后痊愈，今年暑假的头痛，虽然也是外感头痛，但病因略有不同，这是由于成都天气湿热，阳阳感受了风湿之邪，所以大夫给他开了中成药羌活胜湿丸以祛风胜湿通窍治疗头痛，阳阳吃了药很快就好了。

那么内伤头痛是什么样的呢？如果头胀痛，又以头部两侧为主，心烦易怒，口苦，经常面红耳赤，这是因为患者长期情绪不畅，肝失疏泄，而导致的肝阳上亢，应该选用中医名方天麻钩藤饮以平肝潜阳；如果头痛又晕，心慌慌，神疲乏力，那可能是因为体虚、脾胃虚弱，气血生化不足导致的血虚头痛，应该用四物汤滋阴养血；如果头痛隐隐，时发时止，劳累时就加重，倦怠乏力，那是因为过度劳累，或者大病久病后的气虚头痛，应该用益气聪明汤治疗；如果头痛昏蒙沉重，胸闷胃胀，不想吃饭，伴见恶心，那是因为饮食不节，脾失健运，痰湿内生，上蒙清窍导致的痰浊头痛，应该选用半夏白术天麻汤治疗；如果头痛且空，眩晕耳鸣，腰膝酸软，失眠健忘，那是先天禀赋不足导致的肾虚头痛，应该用大补元煎补肾填精；如果因为跌打闪挫损伤脑脉，

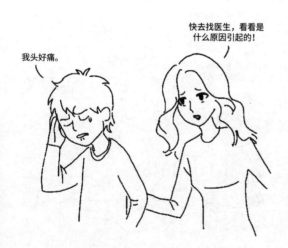

快去找医生，看看是什么原因引起的！

我头好痛。

或者久病入络，而导致脑络瘀阻，伴见头痛如刺，固定不移，经久不愈，这是瘀血头痛，应该用通窍活血汤以活血化瘀。

头痛，是我们生活中的常见病和多发病，这一种疾病竟然有这么多的治疗方法，这就是"同病异治"。当然，判断症状只是一方面，中医的舌诊和脉诊也非常重要，完整的辨证论治那是要由医生来完成的。

第十二节　冬病夏治，天人相应

　　每到秋冬季节，医院里的儿科门诊就会格外热闹。很多咳嗽、发热的患儿和紧张焦虑的家长。

　　因为儿童肺脏娇嫩，遇秋冬季节气候变化、寒温交替、调护失宜，六淫邪气就可能乘虚而入，当风邪夹寒邪侵犯人体后，就会发为风寒感冒。

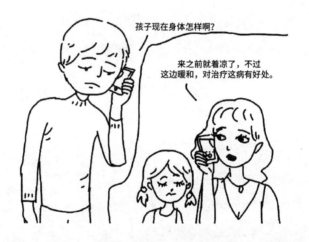

孩子现在身体怎样啊？

来之前就着凉了，不过这边暖和，对治疗这病有好处。

　　有些儿童因为自身正气不足，免疫功能尚未完善，每到冬天就容易感冒，经常打针吃药，父母很是苦恼。但自从冬病夏治的三伏贴逐渐在全国普及后，很多父母不再发愁孩子冬天生病了。

冬病夏治是依据中医学的"春夏养阳，秋冬养阴"理论而来的一种治疗原则。冬为阴，夏为阳，"冬病"是指好发于冬季或者在冬季容易加重的疾病，这是因为机体素来阳气不足，且冬季外界气候阴盛阳衰，导致正气不能抗邪气于外，一些慢性疾病容易反复发作。"夏治"则是指治疗疾病时选择在夏季三伏天，这个时候自然界和人体自身的阳气都是最旺盛的时候，通过穴位贴敷、针灸、拔罐、刮痧等手段，借助夏季阳气的旺盛之力加上穴位刺激及药物的作用，温阳散寒、疏通经络、提高机体免疫力。这就是中医学"天人合一"的整体观和"未病先防"的疾病预防观的具体运用。

三伏贴是冬病夏治的一种手段，指在夏季的三伏天用中药贴敷穴位治疗冬天容易发作或加重的疾病。三伏是初伏、中伏、末伏的合称，也是一年中最炎热的时候，

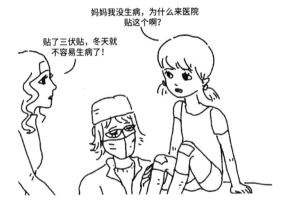

从夏至后第三个庚日为初伏，第四个庚日为中伏，立秋后第一个庚日为末伏。根据具体的病证选用不同的穴位，分别于三伏天各贴敷一次。贴敷时间以机体自我感觉为耐受度，但一般不超过24小时。不同的体质和不同的病证需要选用不同的穴位。三伏贴的最佳疗程是3~5年。

　　冬病夏治的治疗范围很广，对于小儿反复感冒、慢性咳嗽、哮喘、慢性腹泻、关节疼痛、怕冷畏寒等在冬季反复发作或加重的疾病都有很好的疗效。

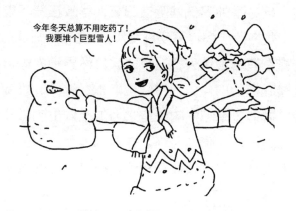

第十三节　三因制宜

三因制宜，即因人、因时、因地制宜，是充分体现中医整体观念的一种治疗法则，是指治疗疾病要根据人的个体差异，以及季节、地理环境的不同，制定适宜治疗方法的原则。

同一种疾病，不同的年龄具有不同的生理和病理特点。小儿生机旺盛，但气血未充，脏腑娇嫩，病情变化迅速，药效反应也较快，所以用药剂量要轻，一般不宜使用大温大补之药。老人身体功能减退，气血亏虚，体质多虚，用药剂量也宜轻，要多用补益药，慎用祛邪峻猛药。青壮年气血旺盛，发育成熟，脏腑功能趋于稳定，抵抗力也强，用药禁忌相对较少，应以祛邪为主，病邪清除，身体就会很快康复。这是三因制宜的"因人制宜"。

自然界四季气候不同，在不同季节，疾病的发病特点也各异。比如感冒，夏

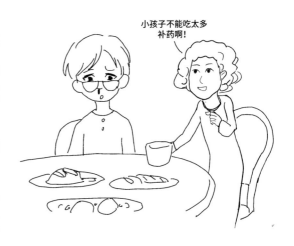

小孩子不能吃太多补药啊！

季雨水较多，湿气盛，所以夏天感冒多兼湿邪，临床表现就是肢体沉重，呕恶腹胀，治疗时需兼以化湿。秋季则雨水较少，燥气盛，故秋天感冒多兼燥邪，临床表现有鼻干咽燥，干咳少痰，治疗时需加以润燥。这就是三因制宜的"因时制宜"。

不同地区的人文，气候，水土都会对人体产生一定的影响，治疗用药也应有所差异。如我国北方气候寒冷、干燥少雨，外邪致病多为寒邪、燥邪，故治疗时宜用辛散滋润的药物。东南地区的致病因素多为湿邪、热邪，故治疗时多采用清热化湿的药物。这就是三因制宜中的"因地制宜"。

有一农村小儿，秋夏之交，连续数日，大便如水样，家人去附近诊所买了"治拉肚子的药"吃，未见效果，又见发热，口渴，小便少的症状。幸运的是遇到中医专家下乡扶贫，专家仔细询问了小儿的生活习惯，发现这个村的村民都有喝凉水的习惯。生冷饮食皆伤脾胃，腹泻自然而来。小儿是少阳之体，阴分未足，腹泻不止，尤其伤阴，所以才出现了发热口渴、小便减少的症状。中医专家嘱咐其家人每日将一斤怀山药熬粥，让小儿分两次喝下。服山药粥三日后腹泻即止，其他症状也很快痊愈。山药粥是治

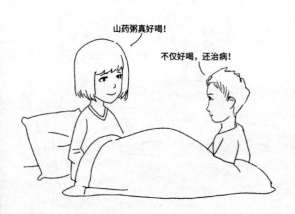

疗脾胃虚弱导致慢性腹泻的良药，是很多人的最爱，早餐喝一碗热乎乎的山药粥，黏糯、香甜、爽口，感觉肠胃一天都妥妥的。产于河南、河北地区的"怀山药"确是一味健脾补肾的中药材。

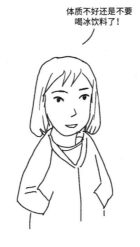
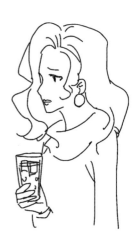

体质不好还是不要喝冰饮料了！

又有一位邻居妈妈闻讯赶来，怀抱正在哺乳期的幼儿，她的宝宝近日也是每日拉肚子，食欲不佳，逐渐消瘦。经过仔细询问，年轻妈妈同样也有喝凉水的习惯，而幼儿因为吃了妈妈的母乳，继而也影响到脾胃。专家嘱咐年轻妈妈回家煮山药粥，取粥汁给幼儿喂饮，并嘱其改正饮食习惯。两日后，幼儿一切恢复正常了。

一时间，村里很多常年腹泻的患者都前来求医问药。其中一位年近五旬的大叔也因为常年饮凉水而腹泻日久，身体虚弱，经过辨证，医者嘱其将三枚鸡蛋煮熟，取鸡蛋黄，捏碎，调山药粥中，每日两次喝下，不久后痊愈。

治疗一些地域性的疾病，虽然病因相同，但也要因人而异。这就是中医三因制宜的具体体现。

第十四节　中药的四气五味

"药有酸咸甘苦辛五味，又有寒热温凉四气"，这句话最早出自《神农本草经》中。

四气是古代医家根据药物作用于人体的不同反应或疗效归纳而来。寒凉与温热相对而言，寒与凉、温与热仅仅是程度上的区别，即"凉次于寒""温次于热"。能够减轻或消除热证的药物，一般属于寒性或凉性；能够减轻或消除寒证的药物，一般属于温性或热性。除具有四性的药物之外，还有一类平性药物，其寒热界限不明显、药性平和、作用和缓。

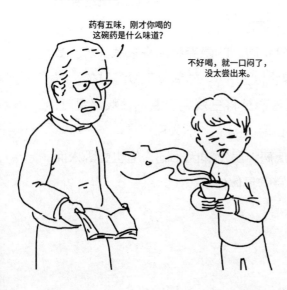

药有五味，刚才你喝的这碗药是什么味道？

不好喝，就一口闷了，没太尝出来。

五味一方面来源于医家们的亲尝亲试，通过味觉器官辨别出来，另一方面则来源于古人对药物疗效长期的临床观察。

在治疗疾病过程中，四气五味更是被赋予了各自的阴阳含义。比如寒凉属阴，温热属阳，辛甘发散属阳，酸苦涌泄为阴，咸味涌泄为阴。五味更有五行属性，酸属木、苦属火、甘属土、辛属金、咸属水。四气和五味所具有的阴阳五行属性，正是医师利用药物纠正人体阴阳寒热偏性的主要理论依据之一。

四气在临床中如何运用？比如，患者出现了发热口渴、咽喉肿痛、流黄鼻涕、舌红苔薄黄、脉浮数的症状，中医辨证为风热感冒，治疗方法当以辛凉解表，选用金银花、连翘等辛凉解表的药物，若热势较重，则加用黄芩、石膏、大青叶等寒性药物。又比如，患者表现为恶寒、流清涕、咽痛、打喷嚏、舌苔薄白、脉浮紧，中医辨证为风寒感冒，治疗当以辛温解表，选用荆芥、防风等辛温解表药物，若恶寒加重，就要加用麻黄、桂枝等热性药物。

五味在临床中如何运用？辛，能散能行，具有发散、行气、行血的作用，多用于治疗表证以及气血郁滞之证；甘，能补能和能缓，具有补益、和中、调和药性、缓急止痛的作用，多用于治疗正气虚弱等症；酸，能收能涩，具有收敛、固涩的作用，多用于治疗肺虚久咳、久泻久痢、自汗盗汗等症；苦，能泄、能燥、能坚，具有清泄火热、通泄大便等作用，多用于治疗喘咳、便秘、恶心呕吐等症；咸，能下、能软，具有泻下通便、软坚散结的作用，多用于治疗大便干燥、瘿瘤等症；涩，与酸味药的作用相似，具有收敛、固涩的作用，多用于治疗自汗盗汗、久泻久痢、遗尿尿频等症。除了五味，有些药物属于淡味，它们能渗、能利，具有利水渗湿的作用，多用于治疗水肿、小便不利等症。

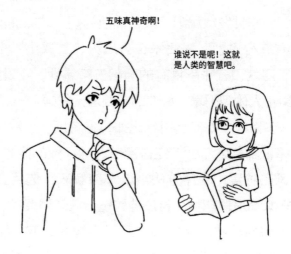

实际情况是，药性是由气和味共同组成，所以必须把药物的四气和五味结合起来运用。气味相同的药物，作用相近；气味不同的药物，作用则不同。而气同味异或者味同气异的药物作用也各不相同。比如麻黄和牛蒡子，都是辛、苦味，但是麻黄性温，牛蒡子性寒，麻黄治疗风寒感冒，而牛蒡子治疗风热感冒。又比如，枳实味辛、苦，而性寒，可以破气消积、化痰散结；苍耳子，味辛、苦，而性温，可以散风寒、通鼻窍、祛风湿。

四气五味所蕴含的作用和规律不止于此。首先，两个药物虽然气味相同，但有重气和重味的区别，比如广藿香，辛温而重辛，故用以芳香化湿、和中止呕、发表解暑；花椒，辛温而重温，故用以温中止痛。其次，很多药物兼有数味，比如地榆味苦、酸、涩、微寒，苦寒以解毒凉血，酸涩以敛疮止血。

再次，即使是同一种药物，在不同处方中，有时会重用其气，有时会重用其味。比如泽泻，甘、淡、寒，与茯苓、猪苓、桂枝等合用，常利用其甘淡之味，利水渗湿作用较强，治疗小便不利，水肿。与木通、车前子配伍，则利用其寒性，清泄膀胱之热，治疗小便不利。

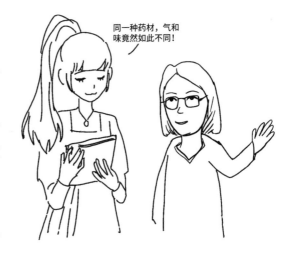

同一种药材，气和味竟然如此不同！

　　因此，既要掌握药物四气五味的一般规律，也要掌握具体药物的特殊治疗作用以及气味配伍规律，这样才能在临证中运用自如。

第十五节　中药的升降沉浮

《黄帝内经》原文中说："其高者，因而越之，其下者，引而竭之，中满者，泻之于内；有邪者，渍形以为汗；其在皮者，汗而发之。"意为病在胸膈以上者，采用吐法使邪从口中呕吐而出；病在胸腹之下的患者，可采取疏导泄下的方法祛邪；病在中焦脾胃、脘腹胀满不适的患者，可以用泄泻的治法；其邪在外表者，可用汤药浸渍以使出汗；邪在皮肤，可让其发汗，使其外泄。书中阐明了应该根据药性的升降出入以及疾病的病势和病位的不同，采取相应的治疗方法。也正是由此产生了中药升降沉浮的理论。

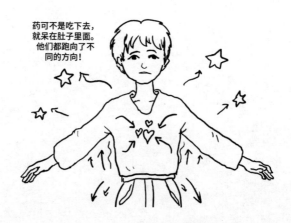

药物的升降沉浮也就是药物对机体有向上、向下、向

外、向内四种不同作用趋向，是相对机体升降出入障碍导致发生疾病的趋向性而言的。升，即上升提举，趋向于上；降，即下达降逆，趋向于下；浮，即向外发散，趋向于外；沉，即向内收敛，趋向于内。其中，升与降、浮与沉是相对立的，升与浮，沉与降，既有区别，又有交叉，常常相提并论。

升降沉浮的用药原则是顺着病位，逆着病势。就病位而言，病变部位在上在表者，宜升浮不宜沉降；病变在下在里者，宜沉降不宜升浮。就病势而言，病势上逆者，宜降不宜升；病势下陷者，宜升不宜降。

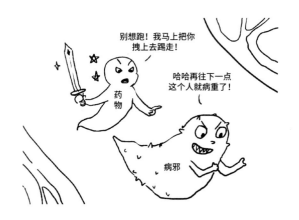

升浮药，其性主温热，味属辛、甘、淡，比如麻黄、桂枝、黄芪等药物。质地为花叶的有辛夷、薄荷、升麻等药物。它们都具有疏散解表、宣毒透疹、解毒消疮、宣肺止咳、温里散寒、疏肝散结、温通经脉、通痹散结、行气解郁、活血消癥、开窍醒神、升阳举陷、涌吐的作用。沉降药，其性寒凉，味属酸、苦、咸，如大黄、芒硝、黄柏等药物。它们都具有清热泻火、泻下通便、利水渗湿、重镇安神、平肝潜阳、息风止痉、降逆平喘、止呕、止呃、消积导滞、固表止汗、敛肺止咳、涩肠止泻、固崩止带、涩精止遗、收敛止血、收湿敛疮的作用。

当然，药物中也有特殊的升降沉浮规律，比如巴豆，味辛热，但它不是升浮药而是沉降药，具有泻下逐水的作用。古书中也有"诸花均升，旋覆花独降"之说，这就是指旋覆花虽然是花儿，但是不升浮，反而沉降，可以降逆平喘。此外，还有一些药物能同时兼具升浮和沉降的作用，比如菊花，它既能发散在表的风热之邪，又能清降在内的肝火之邪。浮萍也是既能发汗，解在表之邪，又能利在里之水而消肿。

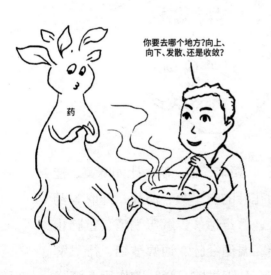

你要去哪个地方?向上、向下、发散，还是收敛?

药

最后，药物的升降沉浮还可以因为加工、炮制等因素而发生改变，用酒来炒制就会变为升浮药，用盐来炒制就会变为沉降药，用姜汁炒就会发散，用醋炒就会收敛。

每一味中药都是复杂的，但也是有趣的，只要充分掌握，灵活应用，一定能药到病除。

第十六节　中药的归经

归，即归属，是指药物作用的归属；经，即经络，是指人体的脏腑经络。归经，是指不同中药在人体某脏腑、经络或特定部位的定位描述。

经络是人体的交通网，沟通内外表里，因此，体表病变能通过经络影响到内在脏腑，内在脏腑病变也可以通过经络在体表上有所反映。不同的中药，对人体不同的脏腑经络都有特殊的调和作用，药物的功效决定了它们对某些特定部位的病变有特殊的治疗作用。在我国不同时期，历代医家们以脏腑经络学说为基础，以药物临床疗效为依据，经过长期实践的积累，将不同中药的功效特点进行了系统的归纳，这就形成了药物归经的理论。

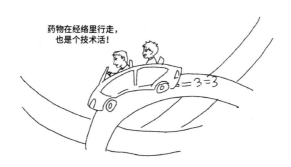

药物在经络里行走，也是个技术活！

中药归经理论的形成是伴随着中医基础理论体系的发展

而逐渐完善的。在早期《伤寒论》中就已经创立了六经辨证体系，有了药物的六经归属。后来温病学派创立了卫气营血、三焦辨证体系，这就出现了中药卫气营血和三焦用药的归经方法。比如说石膏是足阳明胃经药，将其归类为气分药。

药物归经的判断参考了药物本身四气五味、升降沉浮的药性特点。《黄帝内经》中记载："酸入肝、辛入肺、苦入心、咸入肾，甘入脾。"比如说紫苏子味辛，又能治咳喘，而咳喘为肺脏功能失调所致，所以可以判断紫苏子归肺经。穿心莲味苦，又能治心火上炎的口舌生疮，所以判断穿心莲归心经。桑叶、鱼腥草质轻，又能治疗咳喘，进而判断其走上焦而入肺经。

临床如何根据归经，正确地选择合适的药物呢？如果说患者由于外感风邪而头痛，我们可以选用中医方剂川芎茶调散治疗。还可以根据患者头痛部位适当加减药物。若以后头部疼痛为主，这是归太阳经所主，药物可以用藁本、羌活；若以两侧头痛为主，这是为少阳经所主，药物可以用柴胡、川芎；若前额头痛，这是为阳明经所主，药物可以用白芷、升麻。川芎茶调散是中医方剂"分经论治"的代表，按照疾病的归经，选择相应的药物治疗复杂的疾病，自会药到病除。

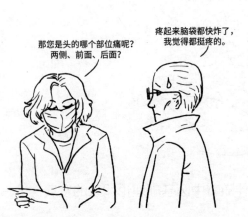

　　除了经络归属，某些药物还同时担任着"向导"的作用，它们能带领其他药物直入某经。我们把这些"向导"称为"引经药"。引经药可以分为三个纵队，第一纵队是人体十二经引经药，如手太阴肺经的引经药为桔梗、升麻、葱白、辛夷等，手少阴心经的引经药为细辛、黄连等。第二纵队是病证的引经药，古代医家李东垣在其著作《用药心法》中说："如头痛，须用川芎，如不愈，合加引经药。"第三纵队是局部穴位引经药，这种引经药在外科伤病上用得比较多。这就是所谓的"兵无向导不达贼境，药无引使不通病所"。

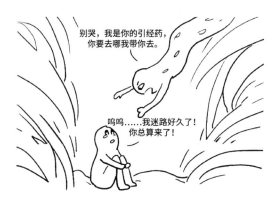

别哭，我是你的引经药，你要去哪我带你去。

呜呜……我迷路好久了！你总算来了！

　　总之，药物的归经是临床选药、用药的重要依据之一。

第十七节　中药为何如此配伍

　　不知道大家有没有见过中医处方？在一张处方中会整齐地排列着很多种中药，也包括了药物的用法和用量。一张规范的中医处方是如何开出来的？其实，医生开出的每一剂方药，都像是战斗前线的将军排兵布阵一样，有严格的要求，药物之间分工明确，能够体现医生的治疗策略。按照君、臣、佐、使的组方原则赋予每味药物相应的职责，这就是中医师在配伍处方中的兵法。

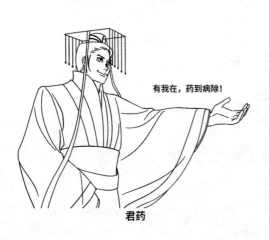

有我在，药到病除！

君药

　　君药，是方子中针对患者的主要疾病或者主要证候起主要治疗作用的药物。君药是方子中不可或缺的药物，药力也是最强，其重要性不言而喻。君药一般只有一味药物，如果病情复杂，也可以用至一味以上的药物。

臣药，它在方中的地位仅次于君药，药力也是仅次于君药。它有两个方面作用，一是辅助君药加强治疗主病或主症作用；二是针对兼病或者兼症起治疗作用。

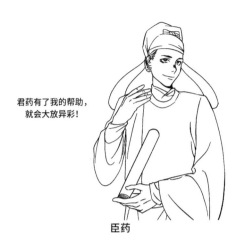

君药有了我的帮助，就会大放异彩！

臣药

佐药，佐就是辅佐的意思，其作用当然是协助君、臣药以加强治疗作用，或者治疗次要兼症。这种药物在方中药力小于臣药，用量也较轻。

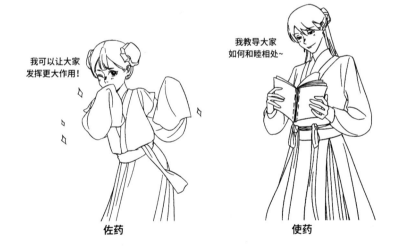

我可以让大家发挥更大作用！

我教导大家如何和睦相处~

佐药　　　　　　使药

使药，使是引经报使的意思，其作用有两个方面，一是引经药，能引方中诸药直达病所；二是调和药，能调和诸药，他在方中之药力较小，用量亦轻。

患者偶感风寒，症见恶寒发热，头身疼痛，无汗而咳喘。医生用麻黄汤加减治疗，几剂过后，汗出热退，咳喘也停止了。麻黄汤中麻黄是君药，既能发汗散风寒，又能宣肺平咳喘，双管齐下；桂枝是臣药，既能助麻黄发汗散风寒，又能温通经脉解全身疼痛；杏仁是佐药，配合麻黄宣降结合，恢复肺脏宣发肃降的生理功能，治疗咳喘；甘草是使药，负责调和诸药，同时延缓药力，防止麻黄、桂枝发汗太过，伤及人体正气。

无规矩，不成方圆，中医方剂用药考究，君臣佐使的配伍结构严谨，融理法方药为一体，可以帮助人体恢复健康。

第十八节　方剂的不同剂型

提到中药汤剂，可能大家第一时间想到的都是那一碗碗黑黢黢的苦汤药，难看、难喝还难闻。但其实中药方剂有很多种剂型，除了汤剂外，还有散剂、丸剂等，它们不似汤药那般难以下咽，有些丸剂甚至还有点甜味。那这三种剂型有什么区别呢？当我们生病时又该如何选择呢？

汤剂，又称煎剂，是将药物饮片加水浸泡后，再煎煮一定时间，去渣取汁而制成的液体剂型，主要是内服。外用的剂型多用于洗浴、熏蒸及含漱使用。其优点是吸收快，可以迅速发挥药效，具有"个性化"治疗的优势，医生可以根据患者的具体情况，切合病情调整处方剂型。中药汤剂吸收快，疗效好但制备相对不便，服用时口感欠佳，携带贮存也受到限制。

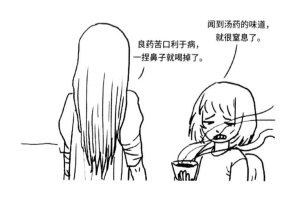

良药苦口利于病，一捏鼻子就喝掉了。

闻到汤药的味道，就很窒息了。

　　散剂，是将药物粉碎，混合均匀，制成粉末状制剂。分为内服和外用两类。内服散剂一般是将药物研成细粉，以温开水冲服，量小者也可以直接吞服，比如七厘散。散剂如果制成粗末，以水煎取汁服用者，称为煮散，如银翘散。散剂的特点是制作简便、吸收较快、节省药材、便于服用与携带。

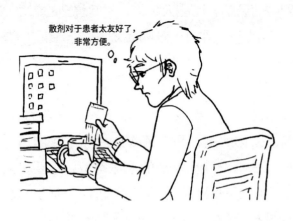

　　丸剂，是将药物研磨成细粉或使用中药材的提取物，加适宜的黏合剂制成的球形固体剂型。丸剂与汤剂相比，吸收较慢、药效持久、节省药材、便于服用与携带。丸剂适用于慢性、虚弱

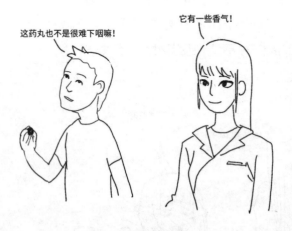

性疾病，如六味地黄丸等。但也有些丸剂的药性比较峻猛，

这些多为芳香类药物或毒性较大的药物，不宜作汤剂煎服，如安宫牛黄丸、三物备急丸等。日常生活中我们常用的丸剂有蜜丸、水丸、糊丸、浓缩丸等。

总的来说，对于急病、重病以及病情特殊的朋友，汤药是最为适宜的；对于经常在外出差、旅行或者煎药不方便的朋友，可以选用散剂；对于有慢性疾病或需要长期吃药调理的朋友，丸剂再合适不过了。

学习了这些以后，下次生病就知道医师为什么开具不同的剂型了吧！

第十九节　学习煎汤药

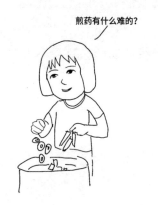

煎药有什么难的？

"汤药还能怎么煎？就都放在锅里一块煮煮就好了"相信很多人都这么想，那就大错特错了！汤药的煎煮方法可是很有讲究的哦，如果煎药方法不对，即使再好的药材，药效也会大打折扣的，接下来快来学习一下如何煎煮汤药吧！

第一步，浸泡药材。煎药前，应先将药物浸泡20~30分钟之后再煎煮，这样可以使有效成分更容易煎出。

第二步，选定煎药器具。一般用陶瓷器皿、砂锅最好，不锈钢锅也可以，不要用铁锅、铜锅哦。

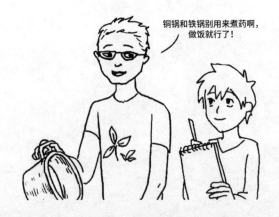

铜锅和铁锅别用来煮药啊，做饭就行了！

第三步，加水。加水量可根据药量、药物的质地及煎药时间而决定，一般以高于药材平面3~5cm为宜。一般来说每剂药煎煮2次，第一次煎煮时水量可适当多些，第二次煎水量可略少些。每一次煎煮所得到的药汤以150ml左右最好。

第四步，选择煎药火候。煎药火候一般有"武火""文火"之分。大火煎之，谓"武火"；小火煎之，谓"文火"。煎药时一般先用武火，沸腾后即改用文火。与此同时，也应根据药物性味及所需煎煮时间，确定火候。解表和泻下剂，煎煮时间宜短，用大火煎药，水量要少一些；补益之剂，煎煮时间宜长，用小火煎药，水量要多一些。

除上述常规步骤之外，有一些药物需要特殊的煎煮方法，医生开药时会在处方中加以标明，如先煎、后下、包煎等等，那具体应该怎样操作呢？

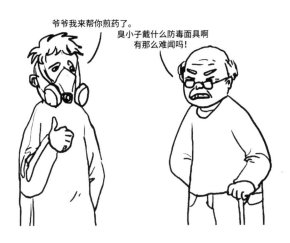

先煎的药物应先放入锅中煮沸20分钟左右，再加入其他药同煎。后煎的药物一般煎煮时间较短，煎药时，在其余药物即将煎煮完成前5分钟加入即可。包煎的药物要先用纱布包好，再放入锅内与其他药同煎。单煎的药物，为了尽量减少损耗，需将其切成小片，单独煎煮2~3小时，单独服用或与其他药液混合服用。烊化的药物应单独溶化，再趁热与煎好的药液混合均匀后服用。

原来汤药的煎煮竟然有这么多的讲究！下次有需要时我们便可大显身手啦！

第二十节　三焦和焦三仙

三焦和焦三仙都姓焦，它们是亲戚吗？那可不是。

三焦，它是分布于胸腹腔的一个大腑，脏腑之中唯有三焦最大，也称为"孤府"。三焦是全身津液上下输布运行的通道，又是一身之气上下运行的通道，所以它无处不在，这是三焦作为五脏六腑之一的身份职责。同时，它还是上焦、中焦和下焦的总称。上焦是指横膈膜以上的部位，包括心、肺两脏，以及头面部、上肢；中焦是指横膈膜以下、肚脐以上的部位，包括脾胃、小肠、肝胆等脏腑；下焦是指肚脐以下的部位，包括肾、大肠、膀胱、女子胞、精室以及下肢等部分。

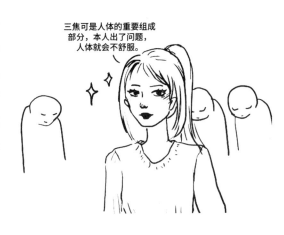

三焦可是人体的重要组成部分，本人出了问题，人体就会不舒服。

焦三仙在中医处方上是"一味"药，但是它不是一味中药，它是由麦芽、山楂、神曲三味中药，经过炒制、晒干而成，所以称为"焦三仙"。焦山楂，它对于过服肉类等油腻的食物有很好的消化作用；焦麦芽可以帮助消化常见的碳水化合物，比如米面薯芋等食物；焦神曲除了帮助消化淀粉类食物，还有促进食欲的作用。

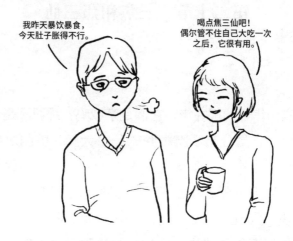

所以说焦三仙的主要作用是健脾和胃，脾胃归属于三焦中的中焦，所以它们虽然都姓焦，但是没有任何亲戚关系。不过两者在中医调理脾胃的过程中，都是相当重要的存在。

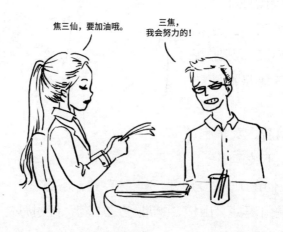

第二十一节　草药里的小精灵

初夏，惠风和畅，小朋友们最爱摘一朵蒲公英，轻轻一吹，便有一群优美的蒲公英种子在天空中飞舞，向远方飞去。

吃过蒲公英的同学都知道，它吃起来微甜、微苦，别有一番滋味。但就是这路边随处可见的蒲公英，它会开出灿烂的小黄花，会长出白色的小绒球，它的根、茎、叶还有着为人们解除很多病痛的强大能量。

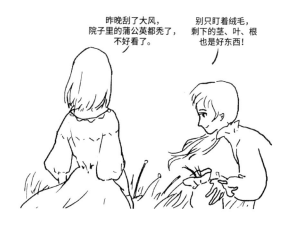

昨晚刮了大风，院子里的蒲公英都秃了，不好看了。

别只盯着绒毛，剩下的茎、叶、根也是好东西！

刚刚生完小宝宝的年轻妈妈，因为乳腺不通畅，乳汁下不来还乳房肿痛难忍，所以不能及时哺育小宝宝，宝宝饿得哇哇大哭，爸爸急得如同热锅上的蚂蚁，乱作一团。邻居老中医找来了一些蒲公英，水煎浓汁给妈妈服用。同时将新鲜的蒲公英捣汁内服，再把捣烂的蒲公英外敷在乳房上，很快妈妈乳房就不疼了，宝宝也很快就喝到妈妈香甜的乳汁。这些都归功于蒲公英消肿散结的作用。

在日常生活中，蒲公英经常扮演着"救急勇士"的角色。有野外生存经验的人都知道，在杂草丛生的密林中，如果被枝叶划伤，感觉伤口红肿热痛时，一个好的办法就是找到蒲公英，将它捣烂外敷在伤口上，它会帮助你缓解疼痛。因为蒲公英还有另一个重要的作用就是清热解毒。

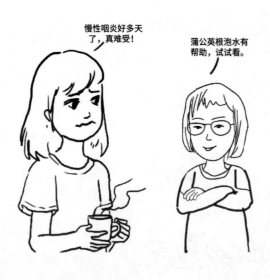

慢性咽炎好多天了，真难受！

蒲公英根泡水有帮助，试试看。

如果平日里总觉得咽部不适，有异物感，想干咳，还有点痛，去医院医生诊断说是慢性咽炎的患者，蒲公英根泡水喝可能会让你不那么难受哦。

蒲公英不但能自己单打独斗，它还特别擅长跟其他药物配合，发挥自己清热解毒的作用。比如说它和大黄、牡丹皮、桃仁同用，能够治疗突然发作的剧烈腹痛，包括腹痛以右下腹痛为主，伴有发热、恶心、呕吐的"肠痈"患者也很有效。还可以和鱼腥草、冬瓜仁、芦根同用，治疗咳嗽、胸痛、发热、咳吐腥臭浊痰有"肺痛"症状的患者。

现代研究发现蒲公英能够杀死多种细菌，具有类似西药抗生素的作用，而且对人体伤害更小。

另外，蒲公英根中含有的纤维和蛋白质，也能够为肌肤补充营养，常吃可以起到滋润皮肤的作用。

拥有这么多神奇功效的蒲公英，真是草药里的小精灵呀！

第二十二节　中药家族里的"仁"们

中医有个方剂，名叫"五仁丸"，它是治疗大便干燥、艰涩难以排出，以及老年人因为气血亏虚而便秘的经典方剂。所谓的五仁，就是指这个方剂里包含了桃仁、杏仁、松子仁、柏子仁、郁李仁这五种果仁。

在中药的大家族中，囊括了许多的"仁"们。除了五仁丸中的五仁，还有火麻仁、薏苡仁、酸枣仁、益智仁、核桃仁等等。

大家有没有发现，这些仁们很多都是我们日常食用的食材？早餐来一碗薏苡仁红豆粥，既好喝，又可以治疗因为脾虚湿盛引起的脚气、湿疹、大便黏腻等症状。另外，虽然吃得不多，但总爱长肉肉的朋友们，很可能是因为体内湿气过重导致的肥胖，喝薏苡仁红豆粥可以祛湿减肥。果盘里每天准备些甜杏仁、核桃仁、松子仁，它们都能润肠通便、润肺止

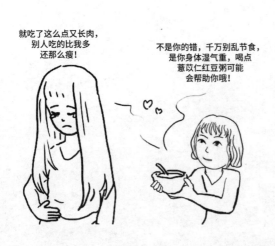

就吃了这么点又长肉，别人吃的比我多还那么瘦！

不是你的错，千万别乱节食，是你身体湿气重，喝点薏苡仁红豆粥可能会帮助你哦！

咳，长得像我们大脑组织的核桃仁还能补脑。中医药可以作为国民防治疾病、养生康复与保健的主要方法，在这些"仁"们也发挥了不小的力量。

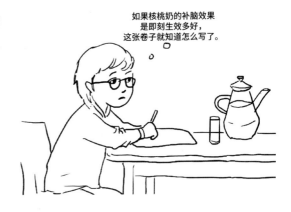

再说说桃仁吧，它在五仁丸中是用来润肠通便的，但是当它与红花、当归、川芎等配伍，就变成了经典名方桃红四物汤。桃红四物汤可以治疗因瘀血阻滞而引起的许多疾病，而如果将它煮粥喝，还可以治疗咳嗽气喘。

酸枣仁是比较昂贵的药材，它不但可以作为药材使用，还可以做成饮料，中医名方酸枣仁汤可以养血安神、清热除烦，是改善睡眠的经典名方。

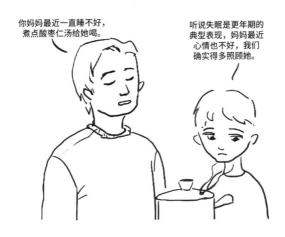

　　随着现代研究的深入，草药更多的药理作用也被挖掘出来，中药家族中的这些"仁"们，也会在保卫我们身体健康的路上越走越远。

第二十三节 咳嗽了怎么办

咳嗽了去医院挂号难，又要排长队，这时大家就会想，算了吧，咳嗽也不严重，还是自己去药店买个中成药吃吧。可是进了药店却傻眼了，柜台上治疗咳嗽的中成药有十来种，买哪个好呢？那在这里我们就来了解一下同样是咳嗽，它们有什么不同，该怎么选药吧！

咳而有声，或者伴有咳痰，叫咳嗽。首先咳嗽的声音很重要，其次痰的颜色、质地、量也很重要，最后，咳嗽时间的长短更重要。咳嗽时间少于三周的，是急性咳嗽；三到八周之间的，是亚急性咳嗽；超过八周的，就是慢性咳嗽。

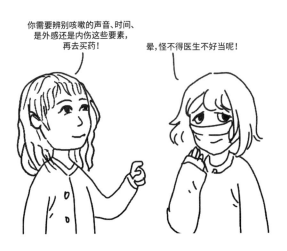

　　另外，要看咳嗽是什么原因引起的，如果是风、寒、暑、湿、燥、火这六淫邪气引起的话，那就是大家所说的由外感引起，我们叫外感咳嗽。风为六淫之首，它会夹杂其他外邪一起侵袭人体，之后就会引起风寒咳嗽、风热咳嗽、风燥咳嗽。风寒咳嗽会表现为咳嗽声重，咽痒，咳白稀痰，常伴有鼻塞、流清涕、头痛、肢体酸痛等症状；风热咳嗽会表现为咳嗽频繁剧烈，气粗或者咳声嘶哑，喉燥咽痛，痰黏稠或者色黄，常伴有鼻流黄涕、口渴、头痛等症状；风燥咳嗽会表现为干咳无痰，痰少且黏，不易咳出，咽喉干痛，口鼻干燥等症状。

　　大家可能想不到，饮食不当也会导致咳嗽吧，比如说喝酒或吃了太多肉食以及辛辣刺激的食物，也会导致会咳嗽；如果生气郁闷，情绪不佳，也可能会引起咳嗽；如果是肺部的疾病反复发作，逐渐伤阴耗气，也会引起咳嗽。上面这些情况我们都叫作内伤咳嗽。饮食不节引起的咳嗽会表

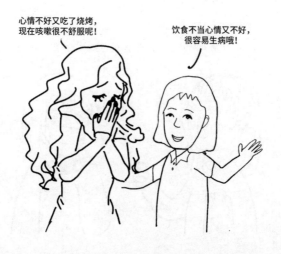

心情不好又吃了烧烤，现在咳嗽很不舒服呢！

饮食不当心情又不好，很容易生病哦！

现为咳嗽反复发作，咳声重着，如果痰是白色且黏稠，那是痰湿壅肺证，如果痰是黄稠或者黏稠的，那是痰热郁肺证。情志不畅引起的咳嗽会表现为咳嗽阵作，咳时面红目赤，咽干口苦，痰量少质黏，症状随着情绪波动而增减。如果是因为慢性咳嗽反复发作，伤了肺阴，则会表现为干咳，咳声短促，痰少质黏，痰色白，痰中时有血丝等症状。

能做中成药的药方，一定都是经过千百年临床反复认证的药方，中成药服用方便，不良反应小。在这里，我们给大家盘点一下药房中常出现的一些治疗咳嗽的中成药吧。

蛇胆川贝液可以治疗风热咳嗽；川贝枇杷露可以治疗风热咳嗽或者风燥咳嗽；小青龙合剂可以治疗风寒咳嗽；止嗽散可以治疗风燥咳嗽；二陈丸可以治疗痰湿咳嗽；橘红丸可以治疗痰热咳嗽；加味逍遥丸可以治疗情志不畅咳嗽；养阴清肺膏可以治疗因咳嗽反复发作而导致肺阴不足引起的咳嗽。

当然，如果咳嗽比较严重又伴有发热等症状时，就必须要去医院检查，做进一步治疗。

在日常生活中，很多人都喜欢喝三炮台，三炮台中有一味中药是大枣。有人会问，大枣也是中药吗？当然是了！大枣不但

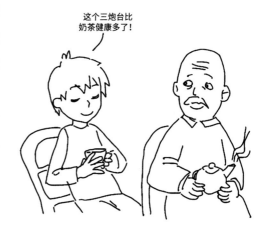

这个三炮台比奶茶健康多了！

是中药，而且还是一味很常用的中药，它经常和很多药物配合在一起，能够起到补中益气、养血安神的作用。

在一千多年前的唐朝，古人就已经发明了三炮台，不仅好吃又好喝，还可以保健与治疗身体呢。

第二十四节　中医药与精准扶贫

随着中医药的不断发展壮大，中医药逐渐走向世界，我们对中药的需求量也在不断增加。种植生产中药就成了精准扶贫的一个不错的选择。

甘肃省白银市会宁县是全国有名的贫困县，在这个地方种植粮食收成很低，但是它属于渭河流域的偏阴山区，因为其独特的地理位置和气候条件，所以生产的党参和黄芪等中药品质优良。随着国家扶贫的好政策，又有中药材的需求，当地政府出台惠农政策，在村民的家门口建起了药材加工扶贫车间，让村民们就地就业，并且为扶贫车间和当地企业提供种植技术培训，并保底收购，让这个有名的贫困县顺利脱贫。村民们亲切地称中药材是他们的"金疙瘩"。

今年得好好感谢中药材！可以过个好年了！

在我国有很多这样的地方，当地人民都因为挑选了适合当地种植的中药材脱贫致富了。

2017~2019年，在国际经济整体下滑的压力下，我国中药类商品的进出口贸易总额还保持稳定增长态势。2019年，我国中药类商品进出口贸易总额达61.74亿美元，其中，出口总额达40.19亿美元。

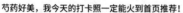
芍药好美，我今天的打卡照一定能火到首页推荐！

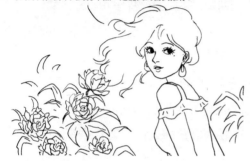

除了药用价值，很多中药材还极具观赏性，比如菊花、蒲公英、芍药、丁香、梅花、芦荟、牵牛子、雪莲花等等，这些都可以用来发展旅游业。

为了解决少数民族地区、边疆地区、贫困地区和受灾地区的因病致贫、因病返贫问题，国家多项措施并举，充分利用中医优势科技资源、文化资源、生态资源，加强乡镇卫生院中医馆建设，配备中医医师。加强乡村医生中医药知识和相关技能的培训，大力推广中医药适宜技

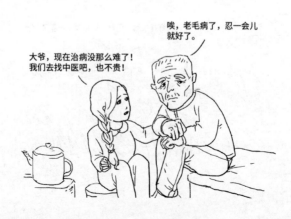
唉，老毛病了，忍一会儿就好了。
大爷，现在治病没那么难了！我们去找中医吧，也不贵！

术，比如针灸推拿等。持续开展三级医院"驻点式""组团式"对口帮扶，定时定点巡回医疗。

　　通过上面这些有力举措，不仅提高了广大贫困地区人民的经济收入，还解决了他们看病难、看病贵的问题，同时也使中医药行业得到了进一步推广和发展。

养生篇

YANG SHENG PIAN

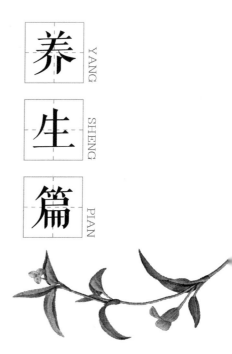

第一节 每天都在吃的葱和姜，原来用处这么多

　　妈妈做饭，每顿都离不了的大葱和生姜，其实是中药，你知道吗？

　　中药里的葱白，具有较强的消炎功效，能消灭人体内的多种致病菌。经常喝葱白煮的水，能有效预防肠胃炎，也能缓解咽喉肿痛。如果无意之中感受了风寒，出现鼻塞、流涕、头痛等症状，及时喝一碗葱白煮的水，可以使感冒症状减轻。葱白除了煮水喝，还可以用熨法来通大便，散郁结呢。

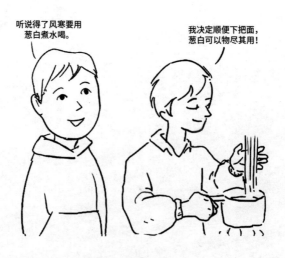

一个六岁的华裔小男孩，跟爸爸妈妈长住国外，有一天食欲大开，吃了好多肉食，吃完就觉得腹中胀满不适，随后六七天都不大便，正巧他爷爷是位老中医，他按了按小男孩的肚子，摸起来竟然硬如石头，爸爸赶紧用了通大便的药，但没有效果，爷爷淡定地吩咐家里人买来四斤大葱，去葱叶，只留了葱白，切成丝和醋炒热，做成了两个布包，趁热熨脐上。凉了就换另一个布包，两个布包轮流替换不间断。凉了的布包，仍然加醋少许再炒热。这样轮换大约三个小时后，小男孩肚子渐软，又熨了三个小时，拉出很多像羊粪蛋儿一样的大便，腹胀立刻缓解了。

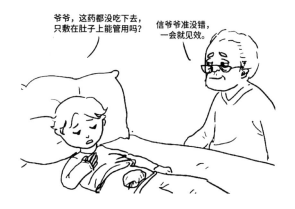

再来说说生姜吧！将鲜姜种于地下，秋后挖出，去皮晒干，这是干姜，将姜上所生之芽种于地中，秋后挖出为生姜。

生姜为嫩姜，不比干姜那般辛辣，性味也不及干姜温热，但生姜的生发之气优于干姜，可以解表发汗，治疗感冒。如果天气不好，突然电闪雷鸣，下起了大暴雨，不小心被淋成了落汤鸡，还连打好几个喷嚏，这是要感冒的征兆，赶紧回家煮碗姜汤预防感冒吧。

中秋将近的时候螃蟹肥美，螃蟹蒸在锅里时，会吃的人肯定会切好了生姜末备着，用陈醋等调汁配合食用。大家知道这是为什么吗？因为螃蟹具有寒凉之性，而姜末可以暖胃而保护人的脾胃不受损害。贪食螃蟹可能会引起呕吐等中毒的症状。

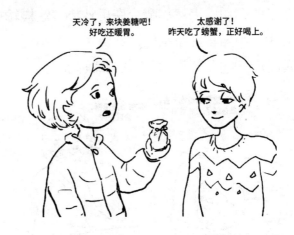

而干姜的性味要温热许多，它可以治疗因脾胃虚寒导致的呕吐泄泻以及脘腹冷痛，还可以治疗秋冬喘咳病。

原来妈妈在每顿饭里都用了葱、姜两味中药呢，中医药真是太有用了。

第二节　好吃又好喝的中药，谁会不爱

我国西北部地区有一种非常受民众喜爱的茶品——三炮台，它是由茶叶、枸杞子、菊花、玫瑰花、龙眼、杏脯、大枣、冰糖组成的。传说是盛唐时期成都地区民间最先流行起来的，明清时期传入西北，与当地穆斯林饮茶习俗相融合，逐渐形成了一种具有浓郁地方特色的茶品。因为其茶具主要由茶盖、茶碗、茶托三部分组成，小巧玲珑，所以又称为"盖碗茶"。

精致的茶具，茶具里酸甜微苦的饮品，让人喝起来甚是享受。但是你知道吗？它其实是一碗好吃又好喝的中药。

三炮台里的枸杞子，味甜，肉质柔润，可直接食用，口感很好，如果单用熬膏服，可以滋补肝肾，治疗肝肾阴虚，

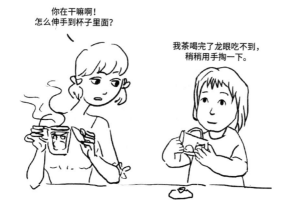

精血不足所致的腰膝酸痛、眩晕耳鸣等；如果与怀牛膝、菟丝子、何首乌等配伍，就组成了七宝美髯丹，可以用于治疗须发早白；如果与菊花等一起煮水喝，可以改善因精亏血虚引起的两目干涩等症状。

三炮台里还有玫瑰花！玫瑰花，艳冠群芳、馥郁芬芳，但它不只颜值高，还是一味中药，可以为患者解除苦痛。还能行气解郁、活血止痛，用于治疗因为情绪不好引起的胃痛，还可以治疗妇女月经不调、经前乳房胀痛和因外伤引起的瘀肿疼痛。

三炮台里的龙眼肉，虽然名字很神奇，但大家知道吗？它就是我们经常食用的水果——桂圆晒干的果实，其味道甜美且多汁。龙眼肉作为中药的一种，特别适合年老体衰、大病之后或者刚生完宝宝的产妇食用，它可以治疗因气血亏虚而引起的心悸心慌、失眠健忘。

三炮台里的杏脯，是将杏去核、晒干后制成的，可直接食用，不仅味道酸甜可口，而且有健脾消食的功用，是老少皆宜的养生保健食品。

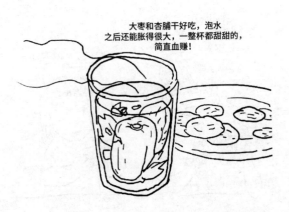

大枣和杏脯干好吃，泡水之后还能胀得很大，一整杯都甜甜的，简直血赚！

第三节　畏寒体弱的小姐姐看过来

　　不知道你身边有没有这样的小姐姐？大热的夏天，在有空调的饭店里吃饭，非要坐在吹不到冷风的地方热着吃。夏季天热，小姐姐却穿了长裤厚袜，多吃两口冰激凌，走不过两条街就要拉肚子了。这是因为小姐姐特别畏寒体弱！畏寒体弱的主要表现就是怕风怕冷、体虚多病、容易感冒，食凉容易腹泻。

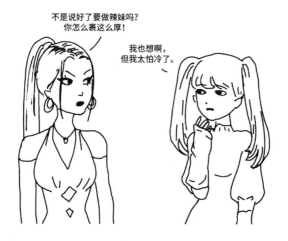

　　那为什么会这样呢？有可能是平日里没有遵守中医书上说的"春夏养阳，秋冬养阴""天人相应"的养生原则，损伤了身体里的阳气；也可能是喜欢出汗后冲凉水澡，虽

然舒服，但是出汗后人体毛孔会敞开，这个时候洗凉水澡，寒气会长驱直入人体，伤了阳气；还可能为了减肥不好好吃饭，缺乏五谷化生的气血津液，无以滋生阳气；还有可能她喜欢熬夜打游戏，缺乏睡眠，第二天阳气不能生发，长此以往，阳气不足，抵抗力减弱就会畏寒体弱啦！当然也有可能是小姐姐先天阳气不足，体弱畏寒哦。

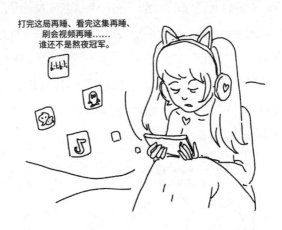

打完这局再睡、看完这集再睡、
刷会视频再睡……
谁还不是熬夜冠军。

那畏寒体弱，应该怎么改善呢？首先需要懂得"天人合一""顺应自然"的道理，也应该懂得"春夏养阳，秋冬养阴"的养生原则。"春夏养阳"是指在春、夏季节，阳长阴消，自然界阳气逐渐生发，这时人们应该顺应自然，补充营养，适当晚睡早起，增加室外活动的时间，保持开朗的心态，同时多吃护阳食物，比如生姜、大蒜等，不要恣意贪食冷饮，保护体内阳气，使阳气充沛并且不断旺盛起来。"秋冬养阴"是指在秋、冬季节，阴长阳消，由于自然万物逐渐敛藏，人们应适当滋补，保养好物质基础，储蓄能量有利于来年的发展，秋冬养阴，简单说，就是在秋冬适当延长睡眠时间，多吃温热食物，最好做室内运动，但不提倡冬泳哦。中医认为，阴阳是互生互根的，如果秋冬阴气收藏得很好，会有助于来年阳气的生长，身体就会棒棒的。

其次，应该保持情绪舒畅，减少不良情绪对身体的影响。多晒太阳，晒日光浴，建议每个月晒日光浴20次，每次30分钟。不建议直接吹风扇，不过度调低空调温度，避免长时间待在树荫等水湿较重的地方。多进行体育锻炼，中医说"动则升阳"，可以做瑜伽、慢跑、快走等运动。适当吃一些壮阳食物，比如羊肉、海参、韭菜等。书上说"气海一穴暖全身"，可以按摩气海穴来保健全身。

气海穴

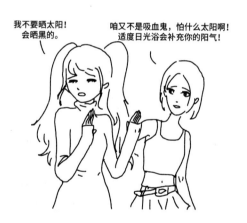

我不要晒太阳！会晒黑的。

咱又不是吸血鬼，怕什么太阳啊！适度日光浴会补充你的阳气！

当然也可以服用金匮肾气丸、附子理中丸、苓桂术甘汤等中成药。但是具体服用哪个，需要到医院让大夫诊断后再决定哦。

第四节　熬夜会加速衰老吗

每个人都有自己的自然寿命，称为"天年"。中医学认为，人的天年限度一般为120岁左右。没想到吧？这是因为自古以来，能够尽享天年的人太少。究其原因，除了先天禀赋不足和遇到了不可抵御的意外伤害，更重要的是与后天调摄不当有关，所谓"邪之所凑，其气必虚"，正气不足，我们的抗病力就会减弱，容易遭受病邪侵害，人体就会过早衰老。

有同学可能不以为意，感觉自己旭日东升，风华正茂，谈衰老为时尚早。但大家要注意，衰老不等同于老年，衰老是生命动态发展的过程，而老年仅是这个过程当中的一

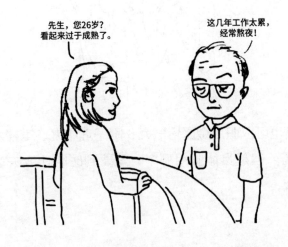

个必经阶段，这个过程不可逆转，但因为人们生活习惯的不同，可能会加速或者延缓衰老的过程。年轻并不代表没有衰老，所以才有"未老先衰"的说法。

那衰老是怎么形成的呢?

人体衰老的根本原因是五脏虚衰、精气不足。人体的五脏就像工厂运转的机器一样，随着年龄增长会老化、失灵。衰老也与五脏之中的肾关系最为密切。肾气为先天之本，与生俱来，但随着年龄的增长会逐渐虚衰，日久则必然累及其他脏器。肾精是人体生命活动最重要的物质基础，是一切生理活动的源泉和动力。肾的阴损或阳耗，最终会导致阴阳分离，人的生命也就宣告结束。这是生命的自然规律，是任何人都无法改变的。

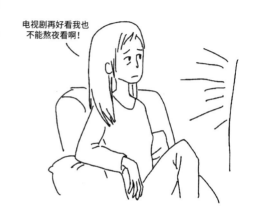

电视剧再好看我也不能熬夜看啊!

衰老是一个缓慢的过程，但人们在日常生活中的许多行为却在无形中加速着衰老的进程。

首先，情志内伤会加速衰老。异常的情志活动可使气机失调。若伤及精血则肝血不足，会导致视物昏花;若血不荣经，则筋弱无力，行动迟缓易疲，而呈老态。

其次，饮食不节，饮食不洁，饮食偏好，饥饱无度，都会损伤脾胃，脾胃虚弱则化源不足，气血虚弱，体弱多病，进而加速人体衰老。

　　另外，经常熬夜，过度疲劳等不良的作息习惯也会损耗人体阳气和肾中精气。肾主骨生髓，肾精不足则化髓减少，可以导致精髓亏虚、骨失充养，从而影响骨的生长发育，会产生如骨质疏松、牙齿早脱等衰老症状。

　　在《黄帝内经》原文中说："乃问于天师曰：余闻上古之人，春秋皆度百岁，而动作不衰；今时之人，年半百而运作皆衰者，时世异耶？人将失之耶？岐伯对曰：上古之人，其知道者，法于阴阳，和于术数，食饮有节，起居有常，不妄作劳，故能形与神俱，而尽终其天年，度百岁乃去。"

　　熬夜的同学们，你们现在正是生长发育的时期，不要因为打游戏、追剧而睡眠不足，这会让我们身体变差，还会早衰，这可不是危言耸听哦！

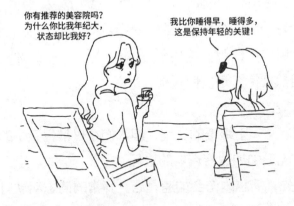

第五节　论早餐的重要性

有同学们会问，爸爸妈妈都强调早上一定要吃好，为什么吃早餐这么重要呢？

这是因为足阳明胃经的流注时间是在早上七点到九点。也就是说，这个时间是人体胃经最活跃的时间，也是它最需要养护的时间。如果这个时间胃不能很好地发挥作用，那么它分泌的胃酸就会堆积在胃里，久而久之，人就很容易得胃溃疡、胃炎、十二指肠炎等病，甚至还有可能引起其他更严重的疾病。

这个时间，脾胃对食物的消化吸收能力极强，能够迅速把吸收的能量转化成精血输送到全身。在这个时间，也是我们要开启一天的工作学习的时间，非常需要吃一顿营养丰富的早餐，让自己这一天都精神满满！

所以早餐一定要吃好，要吃得种类丰富、营养均衡。

首先，吃早餐要种类丰富。当然不是满汉全席的那种，而是将蛋白质、维生素等各种营养物质合理搭配，

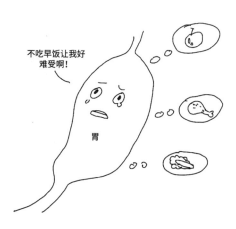

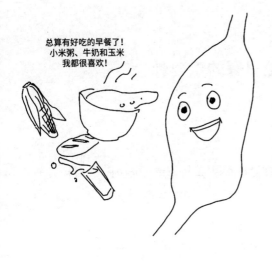

总算有好吃的早餐了！
小米粥、牛奶和玉米
我都很喜欢！

从中医养生的角度满足个体化需求，把方便又美味的一粥一饭端上餐桌！

比如，小米是入脾、胃、肾经的，小米粥可以健脾养胃、润肠通便、调节睡眠；玉米性平、味甘，玉米粥可以健脾养胃；红豆祛湿效果很好，红豆粥可以补气血、利尿、清热解毒、健脾益肾；绿豆清热泻火，绿豆粥可以解暑、安神。将它们搭配熬制，不但口感良好，还可以帮助治疗疾病。还有补血健脾的大枣、益气补血的当归、祛湿健脾的薏苡仁都是很不错的食材。将它们熬制成粥，搭配小菜，想想都馋。我们常喝的牛奶则具有补虚损、益脾胃、养血生津、润燥解毒的功效。

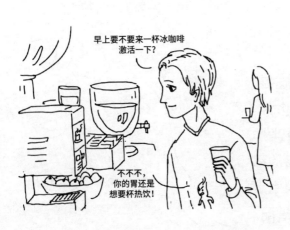

早上要不要来一杯冰咖啡
激活一下？

不不不，
你的胃还是
想要杯热饮！

早餐还要吃热食。"胃喜温恶寒"，从经络角度讲，十二经中足阳明胃经是一条阳经，所以，早餐进食温热的食物，对提振胃气，补充阳气很有好处。而且，胃的作用是"受纳腐熟水谷"，也就是说，胃接受食物后将其磨碎并进行初步消化，这就是"腐熟"的过程，没有足够的温度是不行的。

《黄帝内经》记载："有胃气则生，无胃气则死。"可见胃气对人体是何等重要，吃早饭是保护和滋养人体胃气的重要环节。因此，那些为了节约时间，不吃早餐的同学们一定要注意改掉这个不好的生活习惯。当然，如果我们每天早上都能吃上美味的营养早餐，一定会健健康康！

第六节　一日之计，从一杯温水开始

　　每日清晨五点到七点之间，旭日东升，万物披上七彩霞光，人们也纷纷从睡梦中苏醒，开始了一天的劳作。这个时候，如果能喝一杯温水，身体就会像被太阳温暖一样，脸上也会红润如霞光映照。就是这么神奇！

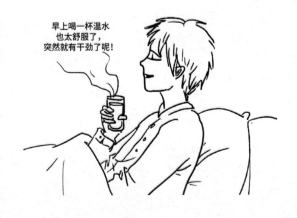

早上喝一杯温水也太舒服了，突然就有干劲了呢！

　　早晨五点到七点之间是卯时，在子午流注中，这时候是手阳明大肠经最活跃的时间。在《黄帝内经》中曰："大肠者，传导之官，变化出焉。""传"是传递的意思，"导"是疏通的意思。那传递什么，又疏通什么呢？原来人们每天摄入的食物，先到了胃里，经过磨碎、消化后再到小肠，小肠将其再次消化，并升清降浊。所谓升清就是将有用的营养物质提供给脾，脾经过运化而布散全身，供养脏腑。降浊是指小肠将没用的残渣降到大肠，大肠将残渣中的部分水液吸收，这样经过燥化后的糟粕变成大便，通过肛门排出体外。经过一晚上的传导，人的大肠里堆满了糟粕，而卯时刚好又是大肠经最活跃的时间，所以这个时间最好痛痛快快地解一次大便。

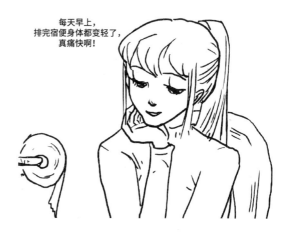

每天早上，排完宿便身体都变轻了，真痛快啊！

但是，经常有人因为排便不通畅而感到烦恼。大家知道吗？排便多与人体肠道津液有关，只有肠道津液正常，人才能正常大便。如果大肠有热，津液受损，肠道就会干涩，排便就会困难；如果因为人体津液摄入不足，导致大肠干燥，排便也会困难。

长期的排便困难，导致身体内的糟粕不能及时排出体外，人就会觉得身体困重，经常口臭，面色也会变得黯淡无光，甚至起痘，这是因为肺与大肠相表里，而肺又主皮毛，所以大便不畅，皮肤也会不好哦！

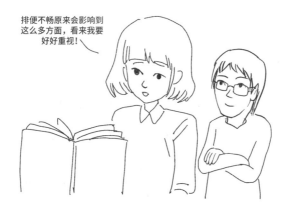

排便不畅原来会影响到这么多方面，看来我要好好重视！

第七节　热水泡脚，养生保健

大家喜欢泡脚吗？我们来谈一谈泡脚当中的学问吧！

通过泡脚可以刺激人体足部的涌泉、太溪、太冲以及足踝关节以下穴位，起到滋补元气、调理脏腑、疏通经络、促进新陈代谢以及延缓衰老的作用。

对于中老年人来说，各脏腑功能都在逐渐减退，尤其是肾虚症状会比较明显。而肾为先天之本，它主藏精，主管人的生殖和生长发育；肾主水，负责人体的水液代谢；肾主骨，生髓，髓通于脑，与人的思维能力和人的动作和运动息息相关。《黄帝内经》曰："肾者，作强之官，伎巧出焉。"所以中老年人养生最关键就是养肾。泡脚、足底按摩都是养肾的好方法。

对于已经有肾虚症状的中老年人，可以适当加用中药泡脚。如果有腰膝酸软冷痛、怕冷、神疲乏力、夜尿多等症状者，中医辨证属于肾

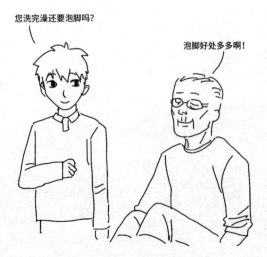

您洗完澡还要泡脚吗？

泡脚好处多多啊！

阳虚，可以用中药补骨脂20g、杜仲20g、菟丝子30g、续断20g、肉苁蓉30g等温补肾阳之药水煎15分钟后，把药汁与药渣放入盆中一起泡脚；如果有腰酸背痛、头晕耳鸣、失眠多梦、潮热盗汗等症状者，中医辨证属于肾阴虚，可将枸杞子30g、熟地20g、女贞子30g、墨旱莲15g等滋补肾阴之药水煎15分钟后，药汁与药渣一起泡脚。

泡脚的时间最好选在酉时，也就是下午五点到七点之间，因为酉时是足少阴肾经值班的时候。用热水或者中药泡脚15分钟，然后按摩涌泉穴，每次50~100下。涌泉穴在足底部，用力卷足时足前部凹陷处，约在第2、3趾趾缝纹头端与足跟

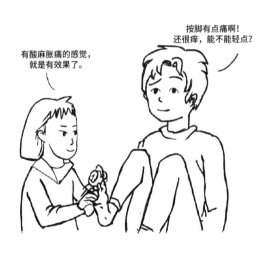

连线的前1/3与后2/3交点上。按摩时用双手按摩或者屈指点压双侧涌泉穴，力度以患者感觉酸胀为宜。

涌泉穴是足少阴肾经的起始穴位，又比较方便操作按摩，长期坚持，一定会增强肾脏功能。

当然，泡脚除了可以改善肾虚症状，对其他很多疾病的治疗都有帮助。比如艾叶具有温经通络、散寒止痛的功效，用艾叶泡脚

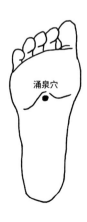

涌泉穴

可以对足底穴位产生刺激，能够起到温经散寒通络、除湿排毒的作用。花椒具有燥湿散寒、祛风止痒的作用，用花椒水泡脚有助于排出体内的寒湿邪气，花椒水泡脚可缓解寒湿邪气引起的足部麻木、疼痛、瘙痒、异味等；生姜具有疏散风寒、解表发汗的作用，用生姜水泡脚可以对足底部的经穴产生温热刺激，让周身微微汗出，寒湿之邪也会从体表排出，可起到祛湿祛寒、排毒的作用。葱白具有发表散寒、通阳的作用，用葱白水泡脚，也可以达到散寒祛湿、解毒的作用。又比如当归、红花、透骨草、伸筋草、威灵仙、鸡血藤等中药组方煎煮泡脚，也能祛风胜湿、活血止痛，对关节炎、关节肿痛都有治疗作用。这些中药取材方便，效果良好，大家要是有不舒服不妨试试。

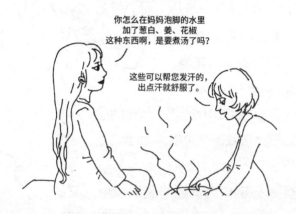

你怎么在妈妈泡脚的水里
加了葱白、姜、花椒
这种东西啊，是要煮汤了吗？

这些可以帮您发汗的，
出点汗就舒服了。

　　泡脚，原来有这么多好处，学习了这些知识，快回家教自己的爷爷、奶奶、爸爸、妈妈泡脚吧！

第八节　睡好子午觉，健康有保障

子时，是指晚上十一点至凌晨一点间，也就是夜半时分。《黄帝内经》中认为"以一日为四时，朝则为春，日中为夏，日入为秋，夜半为冬"，意思是子时就好比一年之中的冬

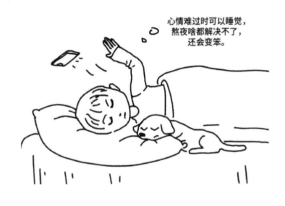

心情难过时可以睡觉，熬夜啥都解决不了，还会变笨。

天，是人体阴阳交替的转折点，阴气正达巅峰，阳气由峰谷渐渐地萌发，由弱渐盛。因此，子时是养阴护阳的最好时机。那这时候我们该做些什么呢？正如冬天很多动物都遵循自然规律，进入冬眠期一样，人体在一日之冬的夜半，也应该及时进入睡眠状态。

在子午流注中，子时是足少阳胆经在值班。《黄帝内经》记载"气以壮胆，邪不能侵，胆气虚则怯，气短，谋虑而不能决断"，意思是人体内胆气充足则外邪不易侵入，胆气不足，则会胆怯，做事优柔寡断。而养护胆气最好的办法就是在子时上床睡觉，我们称之为"子觉"，这有助于胆气升发，胆气健旺则人体阴阳调和、气血顺畅，此时正值半

夜，人们很容易进入睡眠。

中午十一点到下午一点间，在子午流注中，称为午时，此时为手少阴心经值班。十一点时人体阳气达到全盛，随后阳气减弱，阴气开始滋生。《黄帝内经》曰："阳气尽则卧，阴气尽则寤。"午时阳尽阴生，需要养护初生的阴气。另外，心主血脉，生命无时无刻不依赖于血脉流动，心又主汗液，汗由血生，午时活动过多，排汗过多，必伤阴、损血，不利于养心。心在五行属火，心火上炎，人就会有烦躁失眠、口腔溃疡等不适症状。综上可见，心需要静养，减少活动，适当午休，是养心最好的选择。

子午觉的原则是子觉大睡，午觉小憩。

说是睡午觉，但很多人一吃完饭就睡，这样是不对的。饭后就睡觉，这会影响胃肠道的消化和吸收功能，导致消化不良。而且，吃完饭后由于胃部的血流增加，常常会导致脑供血不足，此时睡觉会引起头疼、乏力，甚至脑梗死。所以，最好选择在午餐前或者午餐后半小时以上睡午觉。

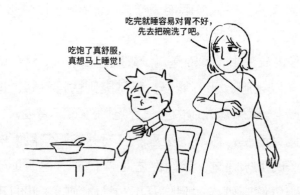

另外，睡姿也很重要。应当平卧，放松裤腰带，便于胃肠蠕动，有助于消化。不宜采用俯卧姿势，容易压迫经脉和神经，影响血液流通，导致大脑缺氧。也不宜以手当枕头睡觉，容易引发横膈膜移位，引发食管和呼吸道疾病。

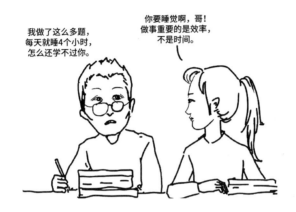

子时和午时都是阴阳交替之时，也是人体经气"合阴"与"合阳"的时候，睡好子午觉，有利于人体阴阳的养护，使人保持精力充沛，大大提高学习和工作效率，何乐而不为呢？

第九节　上工治未病

《黄帝内经》提出"圣人不治已病治未病，不治已乱治未乱"。唐代医家孙思邈在此基础上提出："上工治未病之病，中工治欲病之病，下工治已病之病。"

这些思想成了中医治未病思想的理论基础。其实，早在春秋战国时扁鹊就已经有了治未病的精彩论述。魏文王问名医扁鹊："你家兄弟三人，都精于医术，到底哪一位最好呢？"扁鹊答："长兄最佳，中兄次之，我最差。"魏文王再问："那为什么你最出名呢？"扁鹊答："长兄治病，于病情发作之前，一般人不知道他事先能铲除病因，所以他的名气无法传出去；中兄治病，在于病情初起时，一般人以为他只能治轻微的小病，所以他的名气只在本乡里；而我是治病于病情严重之时，一般人都看到我下针放血、以毒攻毒，都以为我医术高明，因此最为出名。"

那到底什么是治未病呢？

治未病是早期的中

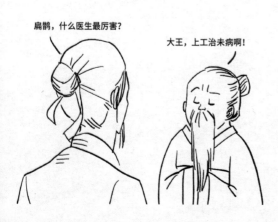

扁鹊，什么医生最厉害？

大王，上工治未病啊！

医预防疾病的思想，包括未病先防、既病防变和预后防复三个方面。

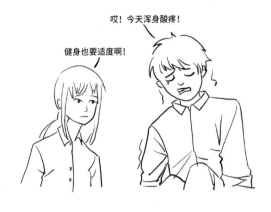

首先，未病先防。它包括护卫机体正气和防止病邪侵害两个方面。要想护卫正气，就要顺应季节、气候的变化规律，调节衣食起居，修身养性，从而养生防病。还应该保持开朗乐观的心态，心情舒畅，气血和平，正气旺盛，才会有抵御疾病的能力，中医认为怒伤肝而气上，喜伤心而气缓，悲伤肺而气消，思伤脾而气结，恐伤肾而气下，这些坏情绪都容易生病伤身。要养成合理的食养思想，注意饮食卫生，防止"病从口入"。要劳逸结合，过劳会损伤气血，过逸又可导致气血阻滞。更要运动适度、循序渐进、持之以恒，提高机体抗病能力，减少疾病的发生。防止病邪侵害，应注意遵循季节规律，比如春季防风邪，夏日防暑邪，秋天防燥邪，冬天防寒邪。必要时采用药物预防，可提高机体的抗邪能力。

其次，既病防变。包括早期诊治和已病防传。早期诊治可以发现疾病早期的一些细微征兆，截断治疗，此时脏腑气血未伤，正气未衰，治疗相对比较容易。已病防传是遵循疾病的传变规律和途径，防止疾病进一步传变的一种方法。比如，外感热病的六经传变，卫气营血传变，三焦传变，五行生克乘侮规律、经络相传的规律等。比如《金匮要略》中记载"见肝之病，知肝传脾，当先实脾"，就是根源于五行学说中的肝木克脾土理论，意思是在肝火过旺的情况下，就会累及脾脏也发生疾病，这时候就要配以调理脾胃的药物，使脾气旺盛而不受邪，防止肝病传脾。

最后，愈后防复。根据中医理论，疾病的发生与人体气血失和、阴阳失衡有关，而治疗的目的就是调理气血、平衡阴阳。患者初愈，还有余邪未尽，这时候就要采取综合措施，扶助正气，消除宿根，防止疾病复发。

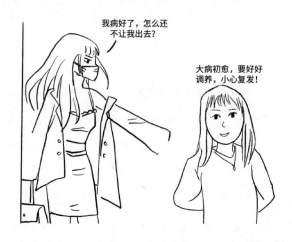

对于多数慢性病，都可以通过"治未病"的种种措施来有效预防。而对于突发传染病，甚至是大面积流行的瘟疫，需要遵循"治未病"的预防保健及治疗思想，顾护正气，远离疾病。

第十节　你是哪种体质

体质，是在先天禀赋和后天获得的基础上所形成的形态结构、生理功能、心理状态方面相对稳定的个体化特性。中医体质学说是从中医学的角度研究和认识人体体质特点的一门学科。

先天禀赋是指人体先天被母体所赋予的体质因素，包括性别差异。后天获得是指年龄、饮食、劳逸、情志、地理、疾病等影响因素。

根据人体的形态结构、生理功能、心理特点、反应能力的不同，中医将人体的体质分为九大类。

平和质（A型）：即阴阳气血调和的状态，以体态适中，面色红润，精力充沛为主要特征。男性和年轻人多见。这类人群患病概率小，平时多注意锻炼身体、预防疾病即可。

气虚质（B型）：即元气不足的状态，以时常自觉疲乏、气短，动则汗出，舌淡红，舌边有齿痕，脉弱为主要特征。

中医将人体之气分为

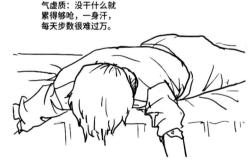

气虚质：没干什么就累得够呛，一身汗，每天步数很难过万。

元气、宗气、营气和卫气。元气来自于先天，靠后天精气充养，是维持生命活动的基本物质和原动力；宗气是由肺吸入的自然清气和由脾胃化生的水谷之气形成，积聚在胸中，出喉咙而司呼吸，灌心脉以行气血；营气是水谷精微所化生的精气，行于脉内，化生血液、营养全身；卫气是由水谷精微所化生的悍气，行于脉外，具有抵御外邪的作用。因此，肾气虚、脾气虚、肺气虚是气虚的常见类型。气虚之人日常饮食应注意多吃健脾益气的食物，如大米、小米、玉米、鸡、鸭、鱼、萝卜、青椒、莲藕、南瓜等。还要适当运动，如快走、慢跑、打太极、钓鱼等户外活动，这些都有助于锻炼心肺功能，补益肺气。气虚比较严重的人，可咨询医生后采用相应的中药调理，比如服用补中益气丸、人参健脾丸等，都具有很好的补气效果。

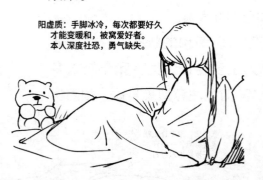

阳虚质：手脚冰冷，每次都要好久才能变暖和，被窝爱好者。本人深度社恐，勇气缺失。

阳虚质（C型）：即阳虚不足的状态，以畏寒肢冷，手足不温，喜热饮食，舌淡胖嫩，脉沉迟为主。女性多见。如果过食寒凉食物，如黄瓜、藕、梨等，尤其是冷饮，可能会导致阳虚体质的形成。这类人群精神多萎靡不振，神情偏冷漠，多自卑而缺乏勇气，应帮助其树立起生活的信心。在日常饮食中注意多食韭菜、

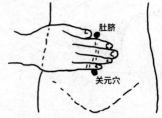

肚脐

关元穴

羊肉、牛肉等。也可以选用肾俞、关元等穴位艾灸。阳虚严重者可咨询医生后采用相应的中药调理，如服用附桂八味丸、金匮肾气丸、右归丸等中成药。

阴虚质（D型）：即阴液亏少的状态，以口燥咽干，手足心热，喜冷饮，大便干燥，舌红少津，脉细数为主要特征。多见于喜欢吃烧烤煎炸类食物或嗜好烟酒的人群。此类人群应该多吃甘凉滋润的食物，如绿豆、冬瓜、丝瓜、黄瓜、藕、芝麻等，少食羊肉、

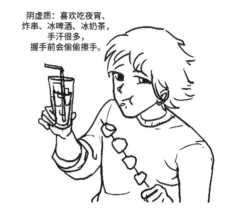

阴虚质：喜欢吃夜宵、炸串、冰啤酒、冰奶茶，手汗很多，握手前会偷偷擦手。

虾仁、花椒、韭菜、桂皮、荔枝等性温燥烈之品。生活作息注意早睡早起，戒烟戒酒，避免汗出过多。还可以通过按摩涌泉、太溪和三阴交等穴位进行日常保健。严重者可以服用中药来进行调理，如知柏地黄丸、六味地黄丸等。

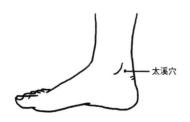

太溪穴

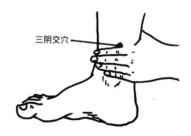

三阴交穴

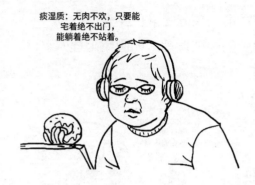

痰湿质：无肉不欢，只要能宅着绝不出门，能躺着绝不站着。

痰湿质（E型）：即痰湿过盛的状态，以皮肤油脂分泌较多，形体肥胖，汗多且黏，胸闷痰多，舌苔腻，脉滑为主要特征。此类人群大多生活安逸，偏爱甜食、肉食，不喜欢运动。建议其改变久卧、久坐、久躺的生活习惯。一般情况下，这类人群的脾胃功能不是很好，多是因为思虑过多伤脾导致，要注意自我调节。饮食宜清淡，多吃健脾化湿的食物，如冬瓜、荷叶、山楂、赤小豆等，少吃肥甘厚味，半饱为宜。坚持体育锻炼。症状明显者，可选用参苓白术散、香砂养胃丸等药物调理，也可选择具有化痰祛湿作用的穴位按摩，如丰隆穴、中脘穴、足三里穴、曲池穴、阴陵泉穴等。

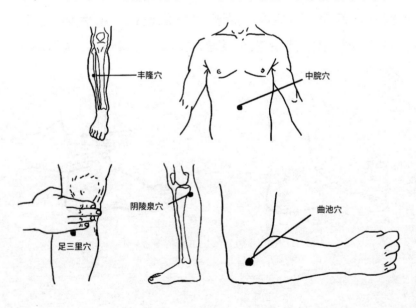

湿热质（F型）：即湿热内盛的状态，以面垢油光，易生痤疮，口干口苦，身重困倦，舌质偏红，苔黄腻，脉滑数为主要特征。多见于性情急躁，工作劳累，经常熬夜，饮食不规律的上

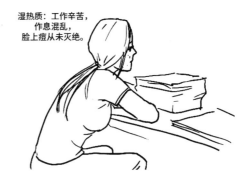

湿热质：工作辛苦，作息混乱，脸上痘从未灭绝。

班族。这类人群，应该注意起居有节，调节作息规律。适当做一些强度大、运动量大的锻炼，如中长跑、游泳、爬山等，以消耗体内多余的热量，排泄多余水分，达到清热除湿的目的。建议清淡饮食，少吃肥甘厚腻的食物以及油炸的食物。根据湿热的严重程度也可选用合适的药膳调理，如冬瓜汤、茵陈粥、绿豆薏米粥、赤小豆薏仁粥等药膳。还可以选取大椎、合谷、曲池、足三里、阴陵泉、三阴交等穴位进行针刺，配合刮痧、刺络。症状严重者，可适当服用泻黄散、龙胆泻肝汤、甘露消毒丹等中成药。

血瘀质（G型）：即血行不畅的状态，以肤色晦暗，舌质紫黯为主要特点。多见于脑力劳动者，且女性多于男性。此类人群平时可以多喝一些茶水来调理自己的体质，如藏红花、合欢花茶、玫瑰花茶等。

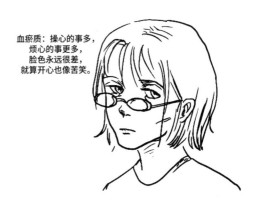

血瘀质：操心的事多，烦心的事更多，脸色永远很差，就算开心也像苦笑。

血瘀的形成一般与气滞有关，因此，保持良好的情绪非常

重要，良好的情绪有助于改善血瘀。还可以适当进行体育锻炼，这有助于加快血液循环，缓解血瘀。症状明显者，可以选用药物调理，如丹参片、当归芍药散、桂枝茯苓丸、血府逐瘀丸等。

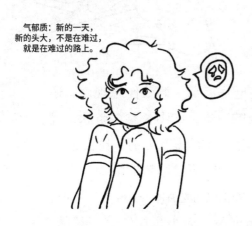

气郁质：新的一天，新的头大，不是在难过，就是在难过的路上。

气郁质（H型）：即气机不畅的状态，以性格内向，情绪不稳定，神情抑郁，烦闷不乐，舌淡红，苔薄白，脉弦为主要表现。主要原因在于生活节奏的加快，压力加大，人际交流减少等。可适当食用有利于行气的食材，如葱、姜、蒜、香菜、胡椒等。运动调养也很重要，可以适当运动，促进气血畅达。也要学会情绪的自我调节和发泄，放松心态。有空多听流畅、舒缓的音乐，适当外出旅行、晒太阳，都有一定的纠正作用。也可服用中药制剂如逍遥丸等。

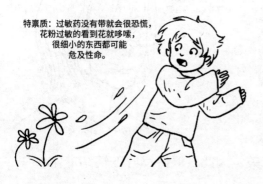

特禀质：过敏药没有带就会很恐慌，花粉过敏的看到花就哆嗦，很细小的东西都可能危及性命。

特禀质（I型）：即体质特殊的人群，包括对花粉、尘螨、海鲜、芒果等过敏的过敏体质，以及有先天禀赋异常、畸形或有生理缺陷者。过敏体质的人，最好避免接触过敏原，若出现过敏反应，应该尽快就医。平时可服用玉屏风散以益气固表，减少过敏发生。将黄芪、白术、防风各10g研为细末，混合均匀。平均分成两份，每日早、晚用温开水送服。

你是哪种体质？大家自我分析一下吧！每个人都应该对自己的体质有所了解，才能合理地安排自己的日常饮食起居，避免疾病的发生，更可以在疾病前期进行早期的调理和干预，达到事半功倍的效果。